「うちの子って大丈夫？」と思ったら読む本

ネット依存症から子どもを救う本

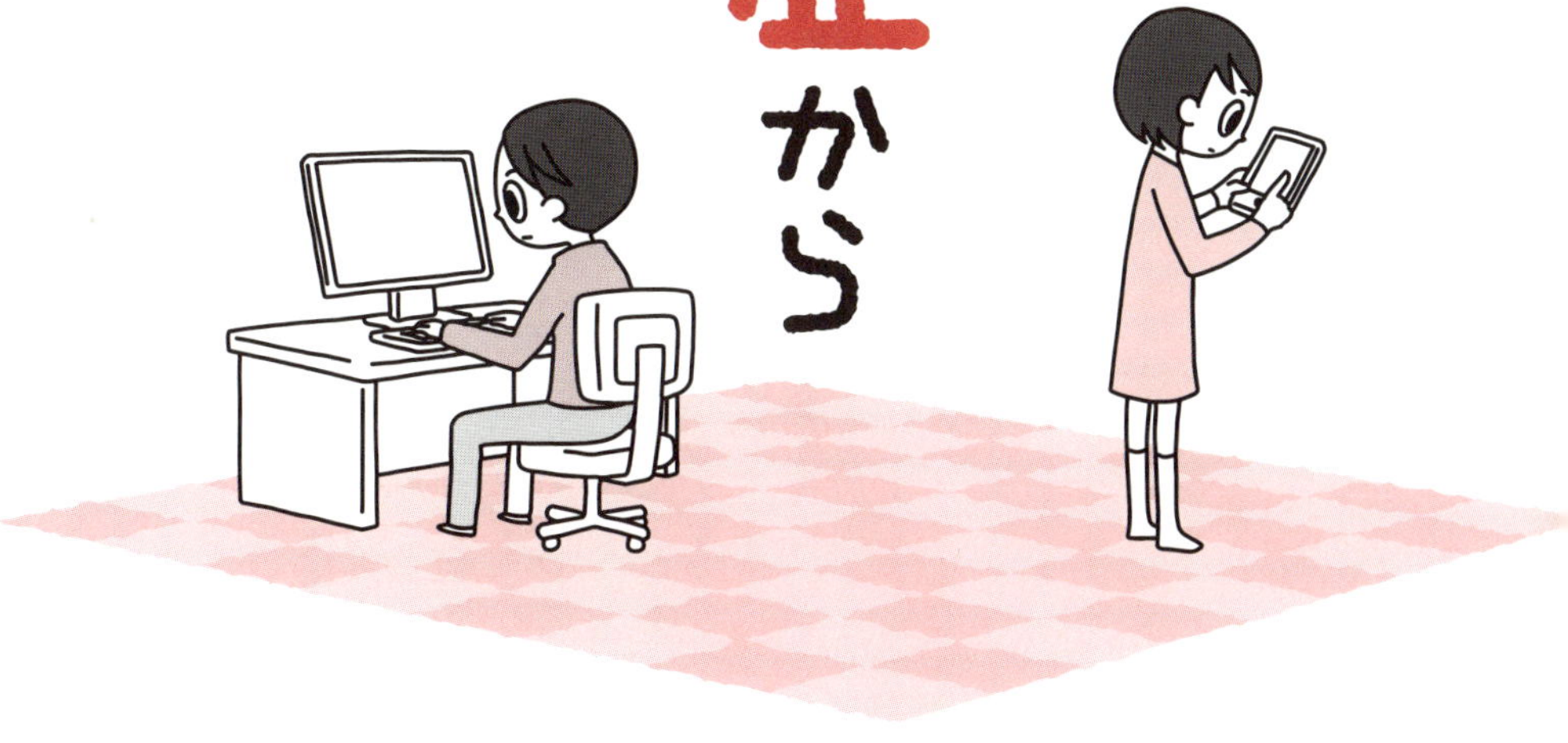

独立行政法人国立病院機構
久里浜医療センター院長
監修 樋口 進

法研

はじめに

私どもは、今、かつてない特徴をもった新たな依存問題に直面しています。それは、インターネット依存症（以下、ネット依存症）です。インターネットの歴史はわずか20年ほどです。この間に、この依存症は急速に現われて、さらに拡大を続けています。今後、ＩＴ技術の革新とともに、この依存症がどのようになっていくのか予測できないところが不気味です。

現状では、若者のネット依存症がもっとも懸念されています。２０１２年に私どもが実施した全国の中学生・高校生約10万人に対する調査から、その当時、ネット依存症が強く疑われる若者は52万人に達すると推計されました。その後、スマホ（スマートフォン）の普及が急速に進み、これに依存する若者が増えているため、推計値はさらに上昇していると思われます。この変化は、私どものインターネット依存専門外来（ＴＩＡＲ）への相談電話件数が、時間を追うごとに増えていることからもヒシヒシと感じられます。しかし、より正確に申すと、単に数だけの変化が起きている訳ではありません。２０１３年の夏頃までは、受診者の依存対象の80％以上は、パソコンやゲーム機を使ったいわゆるネットゲームでした。しかし、ここにきて急速に、スマホなどを使ったＬＩＮＥ、Ｔｗｉｔｔｅｒやゲームなどへの依存が増えています。また、受診者が明らかに低年齢化しています。今のところ、もっとも若い受診者は小学校５年生で、中高生が全体の半数程度ですが、今後、小学生の数が増えることが予想されます。

依存症は「否認」の病と言われます。周囲の心配をよそに、本人は自分の問題を認めない、あるいは隠そうとします。従って、自ら進んでネット依存症を治そうとしたり、素直に病院を受診するようなことはしません。私どもの外来に本人を連れてこられず、ご家族だけが受診するケースが半数近く見られます。多くのご家族は、ネット使用をめぐって本人とバトルをくり返し、暴言・暴力や部屋への引きこもりに直面し、どうしてよいかわからない状態にあります。また、子どもの将来を考えると、不安に苛まれているでしょう。

しかし、ご自分の子どもをネット依存症状態から再生させることができるのは、やはりご両親やご家族をおいて他にはありません。

本書は、ネット依存症とはどのような病気か、また、ご家族はそれをどのように予防し、問題に対応するかなどについてわかりやすく説明しています。現在、子どものネット過剰使用やそれに纏わる多くの問題に悩まれているご家族のための本です。

平成26年3月吉日

独立行政法人国立病院機構　久里浜医療センター院長

樋口　進

もくじ

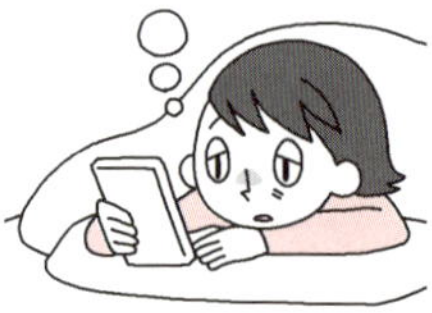

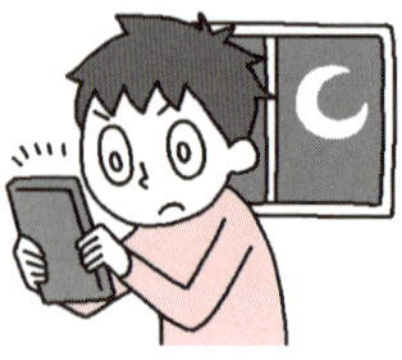

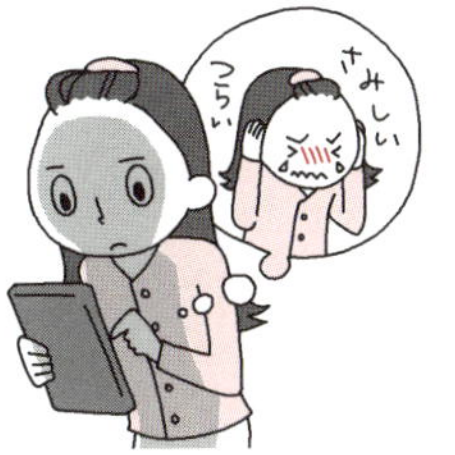
つらい
さみしい

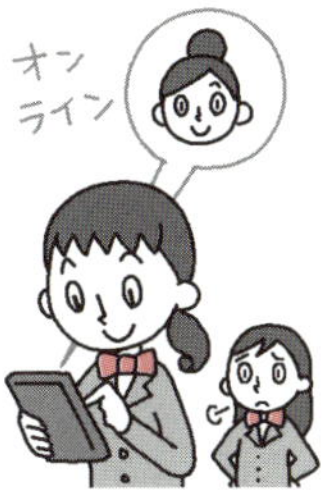
オンライン

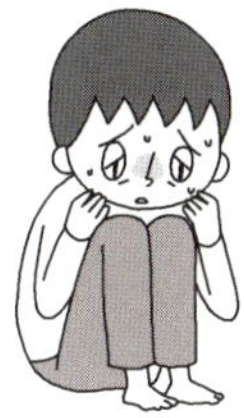

第3章

ネット依存症から救うための環境づくり

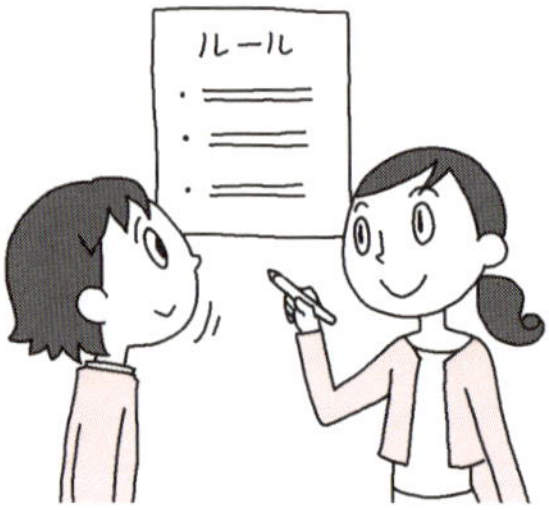

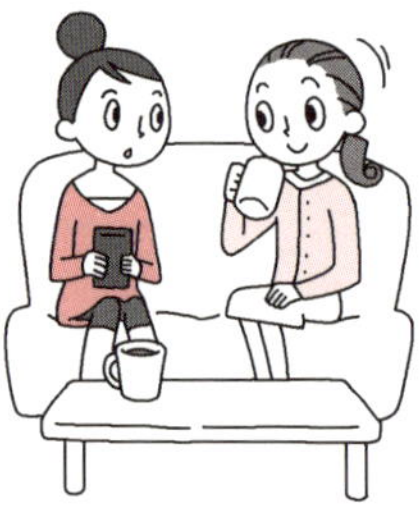

第4章

子どもへの接し方

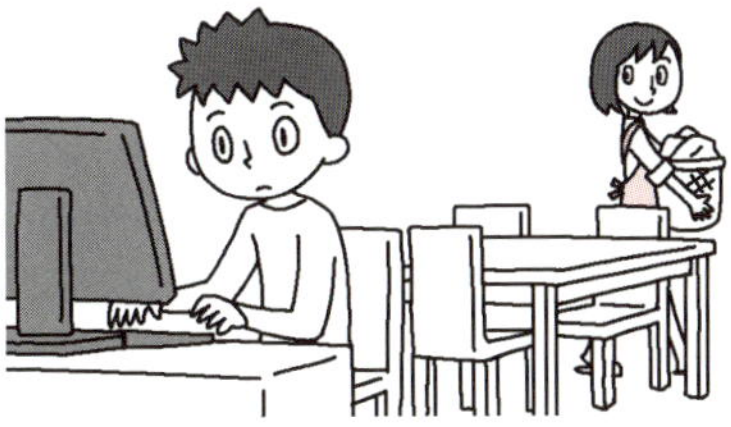

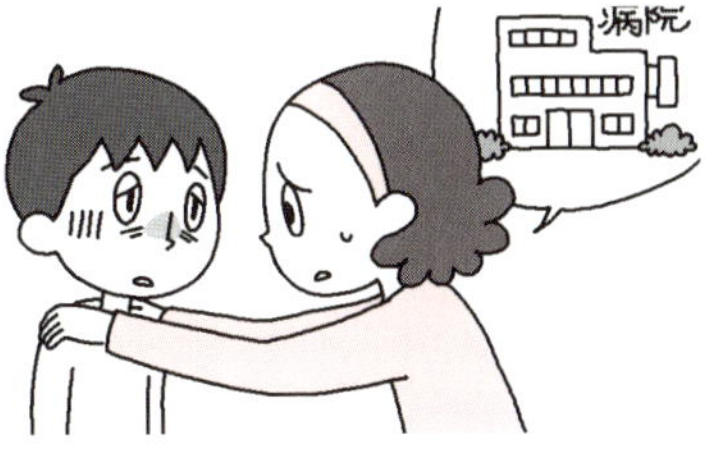

第5章

ネット依存症の治療

巻末

参考資料

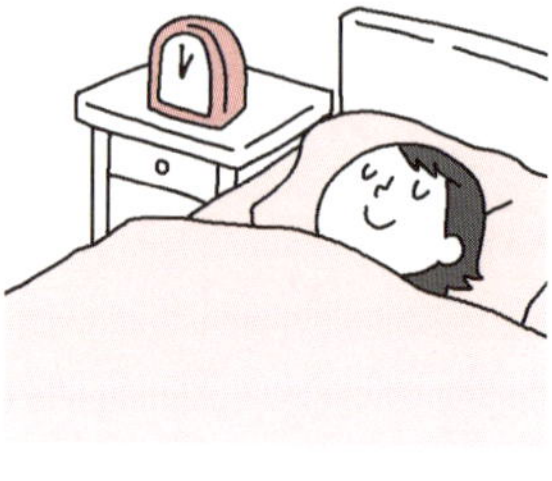

装丁・DTP　ホップボックス
イラストレーション　瀬戸奈津子
編集協力　有限会社フリーウェイ 鈴木智子・津田淳子

序章

ネット依存症が増えている

ネット依存症が増えている

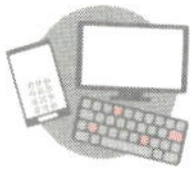

「ネット」には「依存性」がある

2013年には報道などで「ネット依存症」という言葉が取り上げられ、ネット依存症はよく知られる言葉となりました。ネット使用にはアルコールやニコチンのように「依存性」があるという見方が浸透してきているのです。

かつては自宅にひきこもってパソコンに没頭している「ひきこもり状態」のほうに注目しがちでしたが、ひきこもり状態にある人の中には、ネット依存症が原因でひきこもっている人もいるとわかってきたのです。

パソコンに限らずスマホ（スマートフォン）の使用も同様です。スマホは2013年の日本での普及率が49・8％（IDC JAPAN調べ）となり、生活に欠かせないツールとなっています。

どちらも、目的や必要性があって使用している、暇つぶしに楽しんでいるのなら問題はないのですが、これが、必要がなくてもパソコンやスマホを使いたくなったり、使用に夢中になってしまい他の用事や日常生活より優先させるようになったとしたら要注意です。

　パソコンやスマホの使用を自分ではコントロールできなくなり生活に支障が出ている人が増えています。人との会話中にもスマホの画面から目を離せなかったり、別のことをしているときにネット上のことを考えたりしてしまいます。使用時間がどんどん長くなり、1日の大半をネット使用に費やすようになります。仕事や家事、育児など重要なことでもおろそかにするようになってしまいます。

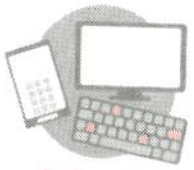

子どものネット依存　親はどうしたらいい？

　ネット依存症は子どもにも広がっています。ネットに触れる機会が増えてくる時期は子どもから大人へと成長を遂げる時期でもあります。心身ともに変化があらわれ、異性や未知の世界へ興味を持ち、また保護者からの干渉を嫌ったり、反抗的に見えるときでもあります。

　こうした時期に無防備にネットに接することで、急激にネット依存に陥ってしまうことがあります。また親のほうも子どもの自立心を尊重したい気持ちもあり、また子どもの反発に戸惑ったりして、対応が遅れてしまうことがあります。「子どもがネット依存症かもしれない」と感じたらどうしたらよいのでしょうか。

　次のページから、ネット依存に陥ってしまった中高生の例をご紹介します。

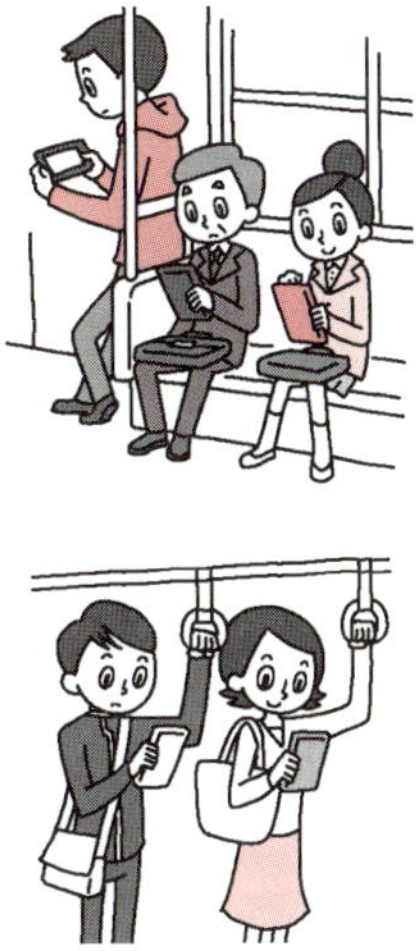

電車内はスマホが花盛り

● マンガで見るネット依存症 CASE1

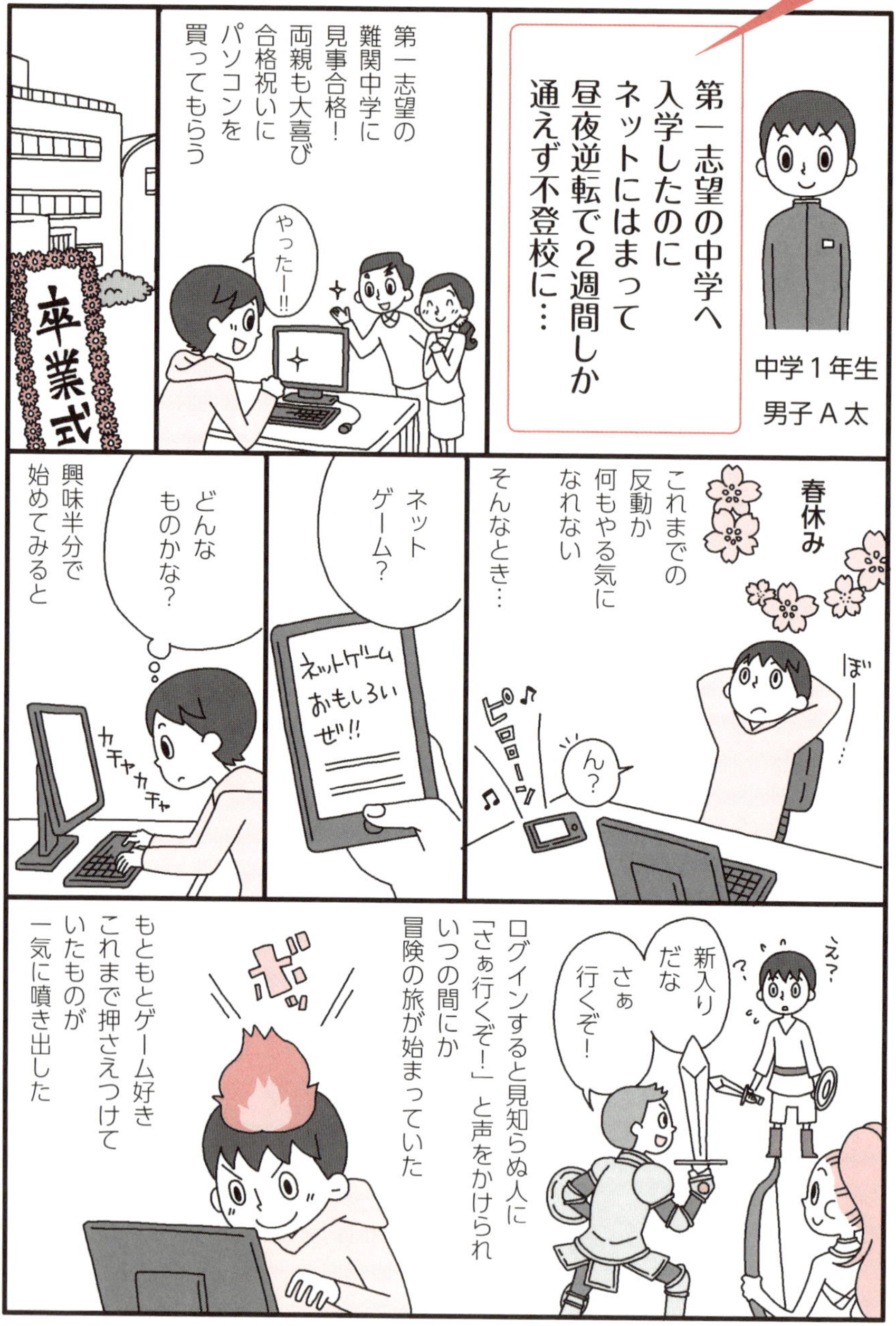

第一志望の中学へ入学したのにネットにはまって昼夜逆転で2週間しか通えず不登校に…
中学１年生
男子Ａ太
第一志望の難関中学に見事合格！両親も大喜び合格祝いにパソコンを買ってもらう
やったー!!
卒業式
春休み
これまでの反動か何もやる気になれない
そんなとき…
ぼー…
ピロローン♪
ん？
ネットゲーム？
ネットゲームおもしろいぜ!!
どんなものかな？
興味半分で始めてみると
カチャカチャ
ログインすると見知らぬ人に「さぁ行くぞ！」と声をかけられいつの間にか冒険の旅が始まっていた
新入りだな
さぁ行くぞ！
え？
ボッ
もともとゲーム好きこれまで押さえつけていたものが一気に噴き出した

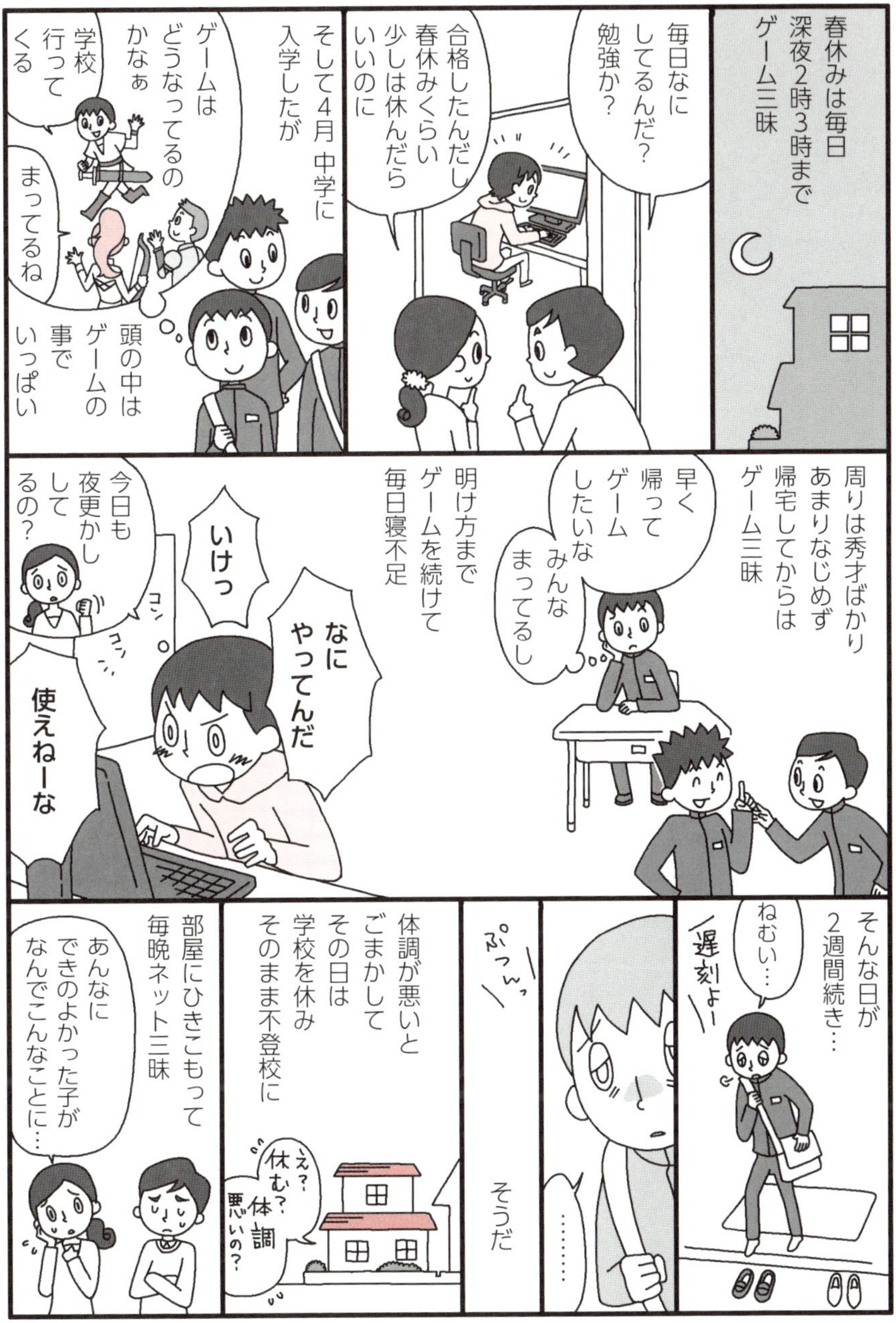
春休みは毎日
深夜2時3時まで
ゲーム三昧
毎日なに
してるんだ?
勉強か?
合格したんだし
春休みくらい
少しは休んだら
いいのに
そして4月 中学に
入学したが
ゲームは
どうなってるの
かなぁ
学校
行って
くる
まってるね
頭の中は
ゲームの
事で
いっぱい
周りは秀才ばかり
あまりなじめず
帰宅してからは
ゲーム三昧
早く
帰って
ゲーム
したいな
みんな
まってるし
明け方まで
ゲームを続けて
毎日寝不足
なに
やってんだ
いけっ
今日も
夜更かし
してる
るの?
コン
コン
使えねーな
そんな日が
2週間続き…
ねむい…
遅刻よー
………
ぷつんっ
そうだ
体調が悪いと
ごまかして
その日は
学校を休み
そのまま不登校に
え？
休む？
体調
悪いの？
部屋にひきこもって
毎晩ネット三昧
あんなに
できのよかった子が
なんでこんなことに…

● マンガで見るネット依存症 CASE2

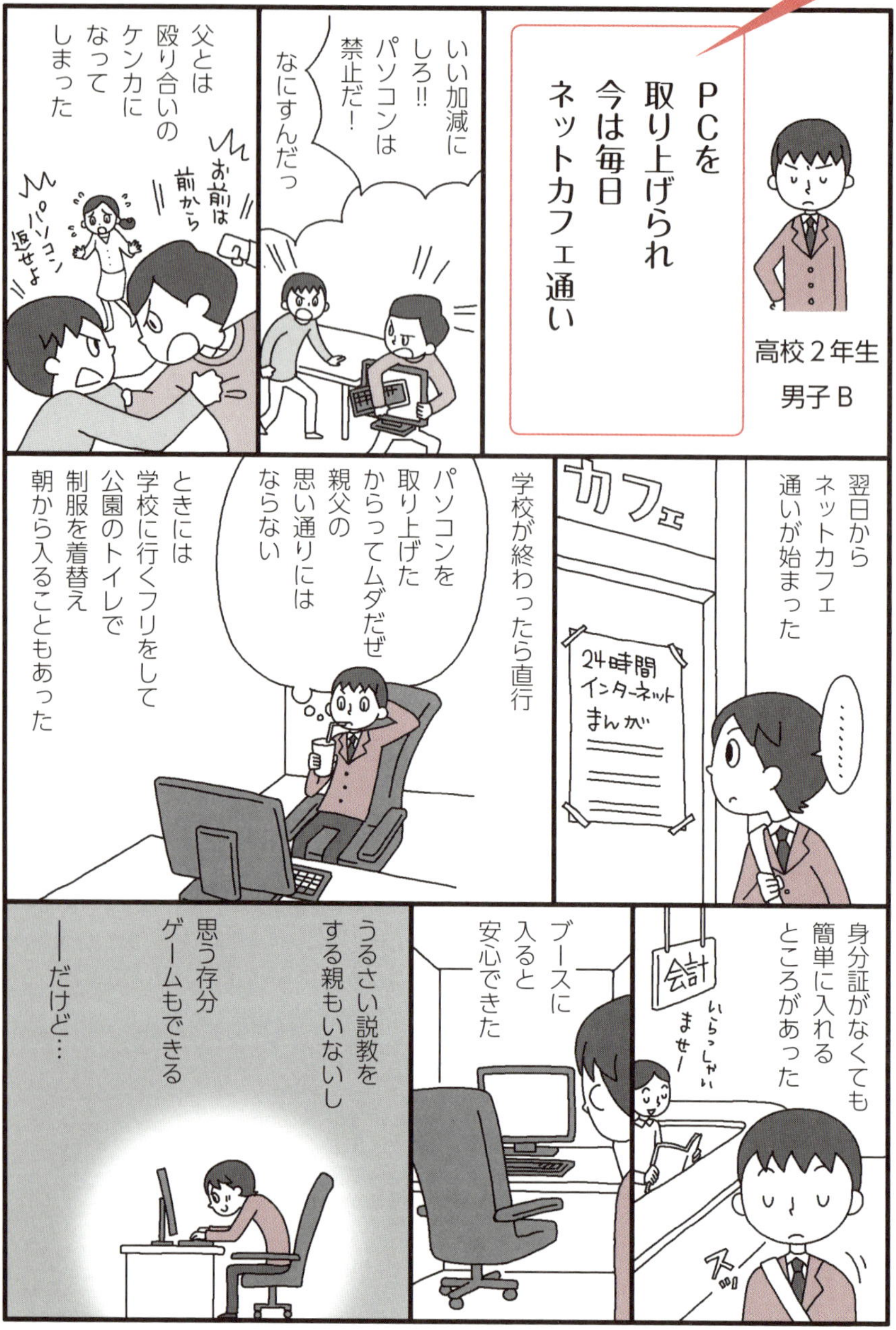
PCを取り上げられ
今は毎日
ネットカフェ通い
高校２年生
男子B
いい加減にしろ!!
パソコンは禁止だ!
なにすんだっ
父とは殴り合いのケンカになってしまった
お前は前から
パソコン返せよ
翌日からネットカフェ通いが始まった
カフェ
24時間
インターネット
まんが
……
学校が終わったら直行
パソコンを取り上げたからってムダだぜ
親父の思い通りにはならない
ときには学校に行くフリをして公園のトイレで制服を着替え朝から入ることもあった
身分証がなくても簡単に入れるところがあった
会計
いらっしゃいませ!
スッ
ブースに入ると安心できた
うるさい説教をする親もいないし
思う存分ゲームもできる
――だけど…

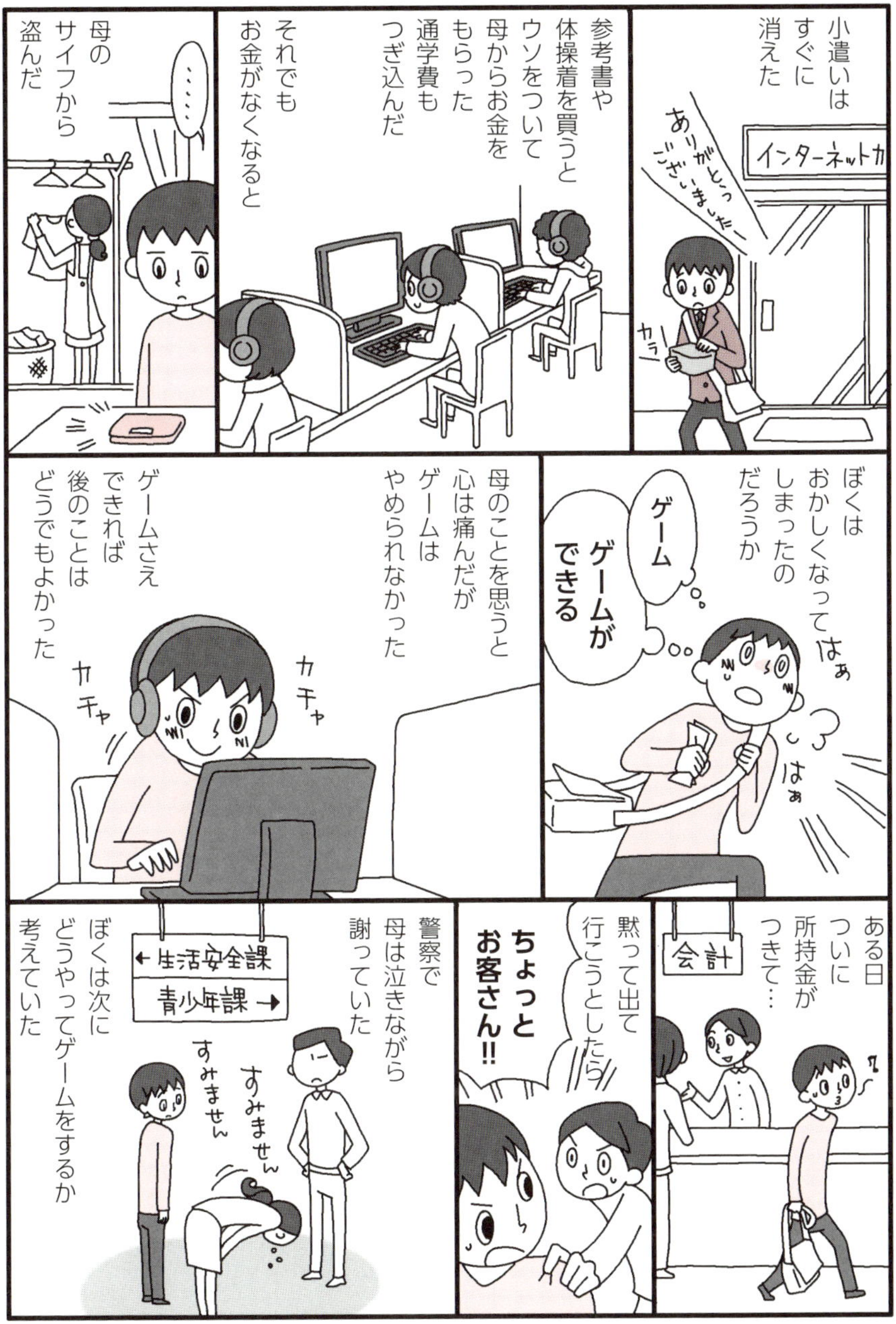
小遣いはすぐに消えた
ありがとうございましたー
インターネットカ
カラ
参考書や体操着を買うとウソをついて母からお金をもらった通学費もつぎ込んだ
それでもお金がなくなると
……
母のサイフから盗んだ
ぼくはおかしくなってしまったのだろうか
ゲーム
ゲームができる
はぁ
はぁ
母のことを思うと心は痛んだがゲームはやめられなかった
ゲームさえできれば後のことはどうでもよかった
カチャ
カチャ
ある日ついに所持金がつきて…
会計
黙って出て行こうとしたら
ちょっとお客さん!!
警察で母は泣きながら謝っていた
← 生活安全課
青少年課 →
すみません
すみません
ぼくは次にどうやってゲームをするか考えていた

● マンガで見るネット依存症 CASE3

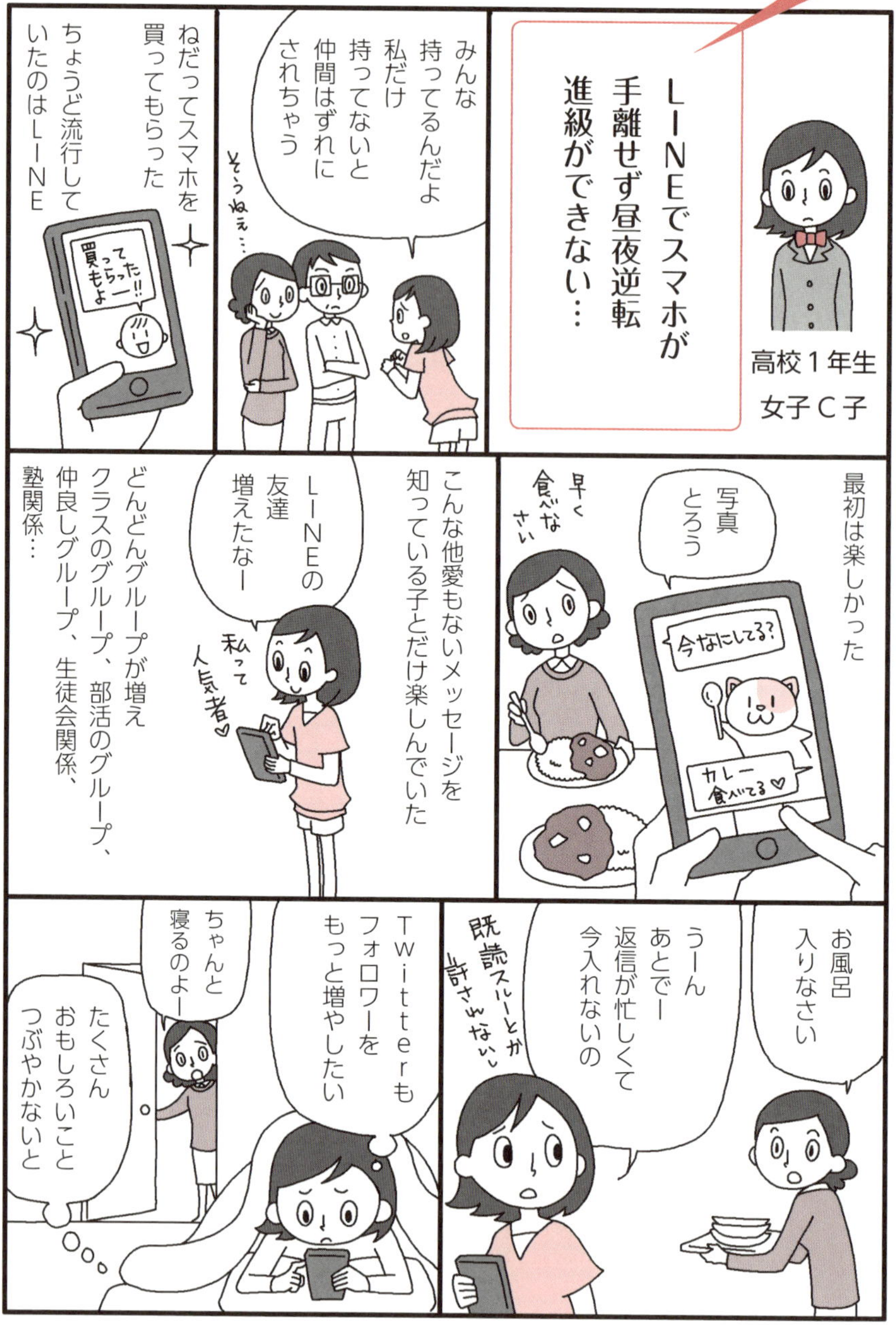

LINEでスマホが手離せず昼夜逆転 進級ができない…
高校1年生 女子C子
みんな持ってるんだよ 私だけ持ってないと仲間はずれにされちゃう
そうねぇ…
ねだってスマホを買ってもらった
ちょうど流行していたのはLINE
買ってもらったよー!!
最初は楽しかった
写真とろう
早く食べなさい
今なにしてる?
カレー食べてる♡
こんな他愛もないメッセージを知っている子とだけ楽しんでいた
LINEの友達増えたなー
私って人気者♡
どんどんグループが増え クラスのグループ、部活のグループ、仲良しグループ、生徒会関係、塾関係…
お風呂入りなさい
うーん あとでー 返信が忙しくて今入れないの
既読スルーとか許されないし
Twitterもフォロワーをもっと増やしたい
ちゃんと寝るのよー
たくさんおもしろいことつぶやかないと

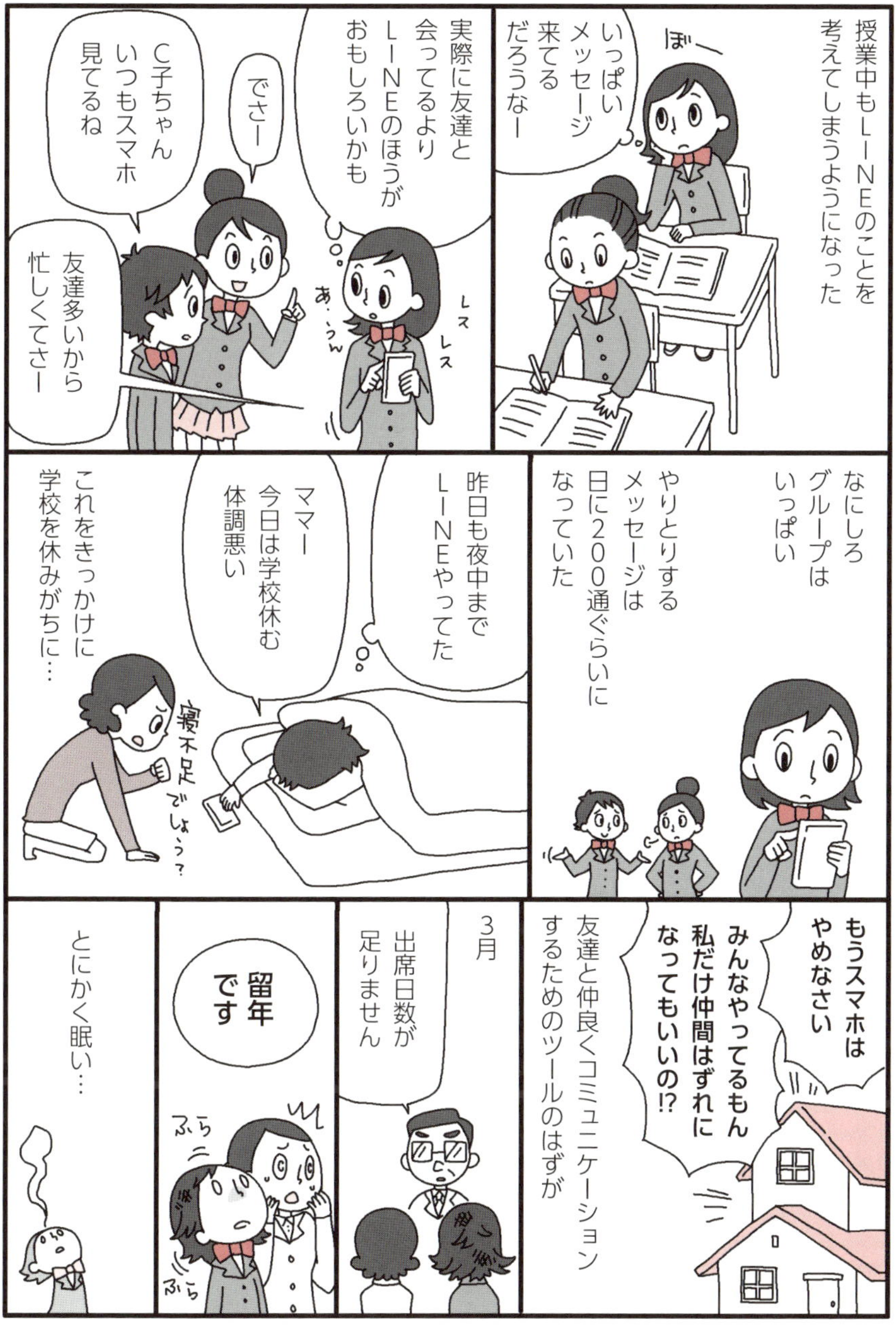
授業中もLINEのことを考えてしまうようになった
ぼー
いっぱいメッセージ来てるだろうなー
実際に友達と会ってるよりLINEのほうがおもしろいかも
でさー
あ、うん
レス
レス
C子ちゃんいつもスマホ見てるね
友達多いから忙しくてさー
なにしろグループはいっぱい
やりとりするメッセージは日に200通ぐらいになっていた
昨日も夜中までLINEやってた
ママー今日は学校休む体調悪い
寝不足でしょう?
これをきっかけに学校を休みがちに…
もうスマホはやめなさい
みんなやってるもん私だけ仲間はずれになってもいいの!?
友達と仲良くコミュニケーションするためのツールのはずが
3月
出席日数が足りません
留年です
ふら
ふら
とにかく眠い…

● 中高生がよく利用するネット上の主なサービス

● 電子掲示板
参加者が意見や感想、記事などを書き込んだり、それに対してコメントをつけたりできるウェブページ。ただ閲覧するだけでも良い。あるテーマに特化したものもあれば、さまざまなテーマの掲示板を集めたサイトもある。

● チャット（Chat）
英語で「雑談」の意味で、ネット上でリアルタイムの会話を楽しむツール。いまは、文字だけではなく、画像や音声を交えての会話も可能。

● スカイプ（Skype）
スカイプをインストールしている者同士なら、世界中どこでも無料で通話できるインターネット電話サービス。パソコンにウェブカメラをつけて、テレビ電話のように相手の顔を見ながら話すこともできる。

● ブログ（Blog/Weblog）
ネット上の日記。自分の思いや趣味を記したもの、世相や時事問題を論評したものなど、内容はさまざま。閲覧者はそれに対してコメントをつけることもできる。

● プロフ
ネット上で、自分のプロフィールをつくって公開するサービス。プロフとは「プロフィール」の略。名前やニックネーム、誕生日、趣味、血液型、星座などを入力していくだけで、簡単に自己紹介ページを作成できる。

● SNS
人と人とのつながりを促進・サポートする、コミュニティ型の会員制サービスの総称。プロフィールやブログ、掲示板などの機能がついている。mixiやFacebookなどがよく知られている。

● 動画サイト
ネット上で動画を投稿したり閲覧できるサービス。コメントもつけられる。YouTubeやニコニコ動画が有名。

● オンラインゲーム
ソフトやゲーム機を店で買う必要はなく、アプリをパソコンやスマホにダウンロードすることで、始められる。また、ホームページに接続するだけで楽しめるものもある。無料のゲームも多い。

● 音楽配信サイト
ネットを利用して、いつでも好きなときに音楽をダウンロードできる。

● オークションサイト
ネットを利用してオークションに参加できる。誰でも出品者、入札者になれる。代表的なサイトに、ヤフオク！や楽天オークションなどがある。

● 電子書籍
電子機器の画面で読む書籍。ネットで手軽にダウンロードできる。テキストだけではなく、映像や音楽が流れるものもある。

● ネットショッピング
ネットを通じて商品やサービスを購入すること。決済はクレジットカード、宅配業者に支払う代金引換、銀行振り込み、コンビニ振り込みなど。電子マネーが使える店も増えている。

● お小遣いサイト
CM動画を見たり、アンケートに回答したり、アプリをダウンロードすることでポイントがもらえる。ポイントはギフト券や電子マネー、現金などに換えることができる。

Moppy（モッピー）やマクロミルなどがある。

第1章

中高生とネット

いま問題とされるネット依存症とは

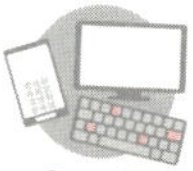

日本の中高生約52万人にネット依存症の疑いが！

インターネットは、この20年ほどの間に急速に普及しました。あまりにも短期間に浸透したため、便利な反面、数々の問題も生じています。またひとつの問題に対策が行われても、また新たな問題が発覚するような現状です。

そうしたさまざまなネットトラブルのうちの1つがネット依存症で、新たな「依存症」として注目を集めています。

ネット依存症とは、インターネットの世界に過度に入り込み、常にネットに触れていなくてはいられない状態になるものです。小学生ぐらいから高齢者まで幅広い層に見られ、中高生のネット依存症も急増しています。

このようななか、厚生労働省の研究班は２０１２年４月に、全国の中学校１４０校と高校１２４校、計２６４校を対象に、「インターネット依存」に関する初の全国実態調査を行いました。

約10万人の回答を分析した結果、インターネットへの依存性が極めて高く、「病的使用」と考えられる中高生は８・１％に

全国実態調査
「未成年者の喫煙・飲酒状況に関する実態調査研究」（大井田隆ら）でその実態が報告された。

も上ることがわかりました。数にして約51万8000人と推計されています。

平日の勉強以外のネット使用時間は、「1～2時間」がもっとも多くなっていますが、「5時間以上」という子どもも少なくありません。男子中学生では8・9％、女子中学生では9・2％。高校生では、男子高校生13・8％、女子高校生15・2％と、いっそう増えています。

さらに、休日になると、中学生でも約14％、高校生では20％強が5時間以上利用していました。

ヨーロッパの国々でも同様の調査が行われましたが、ネット依存症が強く疑われる割合は4・5％となっています。

これに比べると、日本の中高生の8・1％という数字は、かなり深刻な状態と言えるでしょう。

平日のインターネットの使用時間

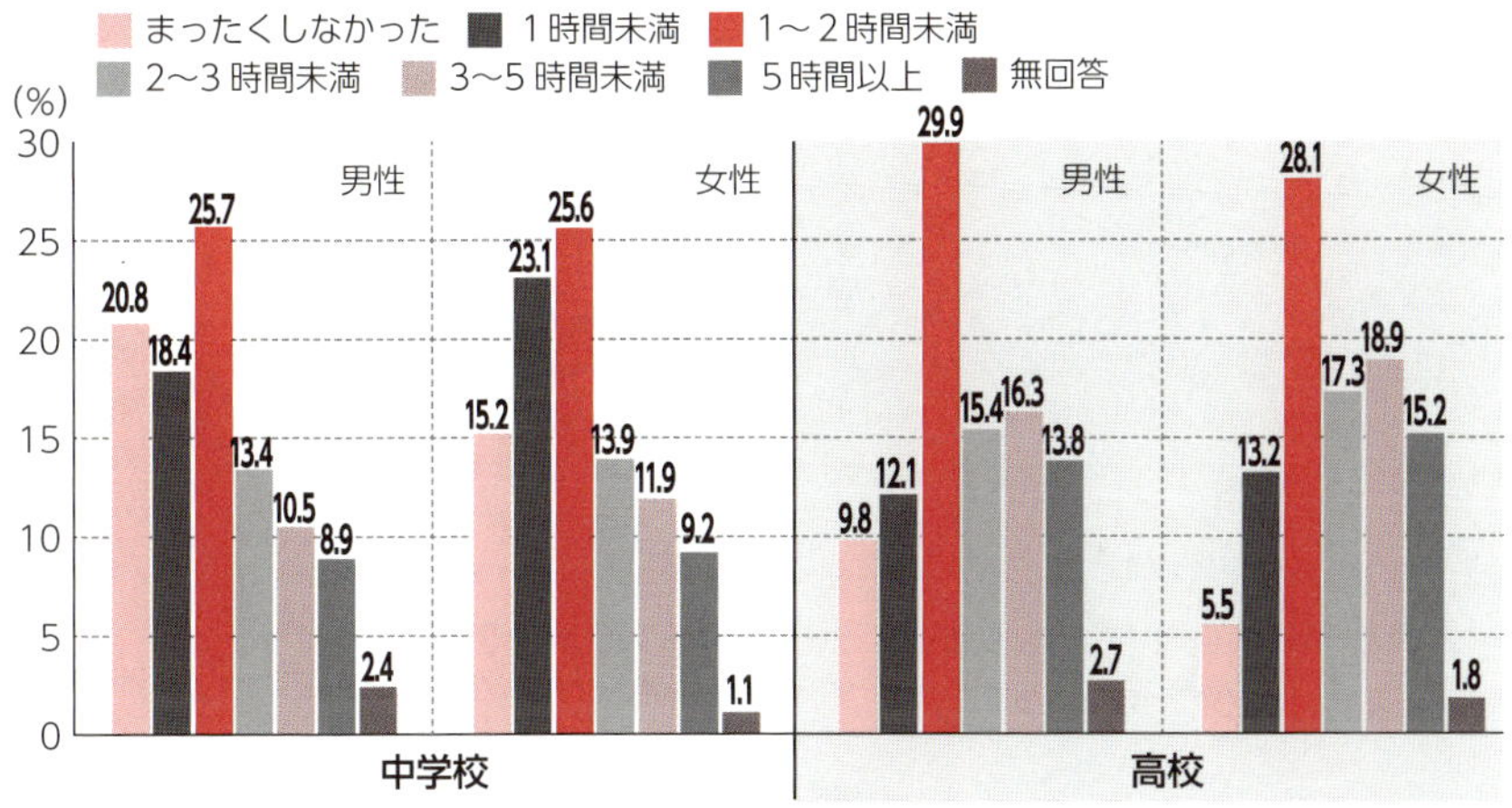

中学生では約6割、高校生では約8割が平日に1日1時間以上ネットを使用。なかには5時間以上という子どもも…

＊平成24年度厚生労働省研究班調べ

ヨーロッパの調査

ヨーロッパ12ヵ国の、平均15歳の青少年約1万2000人を対象に行われた。このときに用いられたのは、米国のヤング博士がつくった診断質問票DQ(diagnostic questionnaire 85ページ)で、日本の中高生の調査においても、同じ質問票が使用された。

男子はオンラインゲーム 女子はSNS

前述の調査によると、男女比では「病的使用」は、男子6・4％、女子9・9％で、女子のほうが高くなっています。予備群的存在の「不適応使用」も、男子が14・1％であるのに対し、女子は18・6％と、やはり高くなっています。

病的使用と不適応使用を合わせると、実に男子の約2割、女子の約3割が危険領域にあると考えられます。

のめり込む対象はさまざまですが、傾向として男子はオンラインゲーム、女子はLINEなどのSNSに依存しがちのようです。

SNSでは、すぐに返信しなくてはならないという暗黙のルールのようなものがあるのか、どんなときもスマホを手離せません。女子のほうに病的使用が多いのは、このためと考えられます。

中高生のインターネット依存の割合

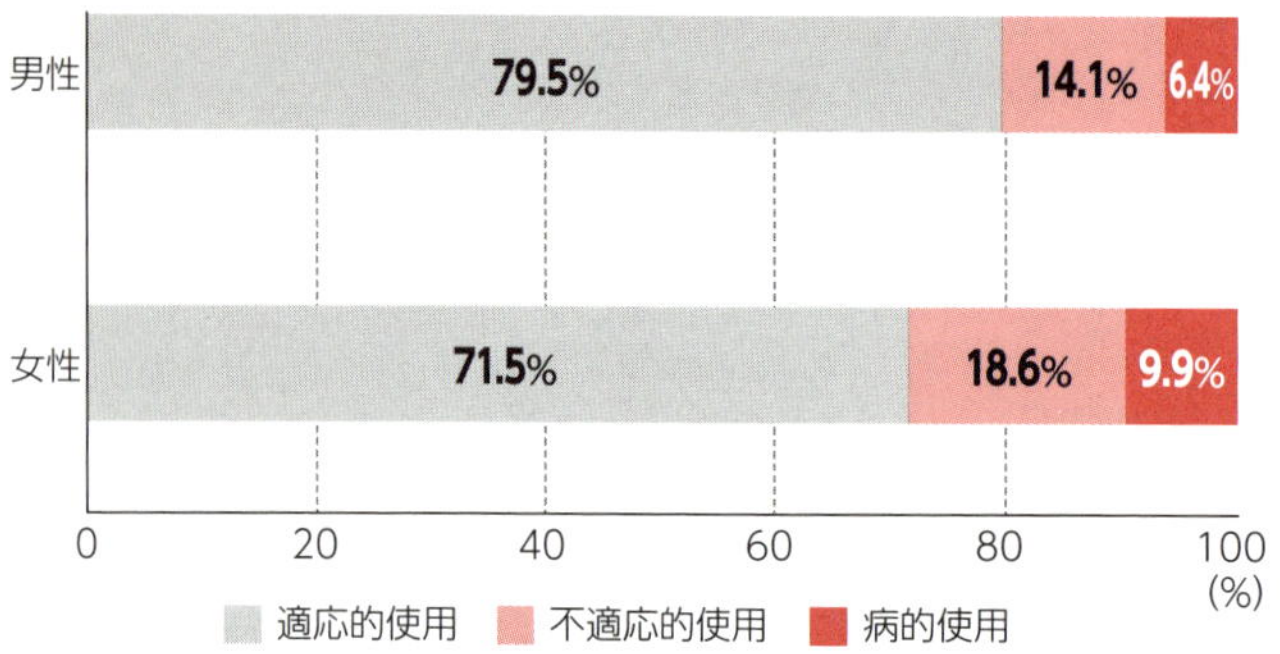

推計数　不適応使用 104万7000人　病的使用 51万8000人

Young Diagnostic Questionnaire for Internet Addiction を翻訳
推計数：2012年の中学高校の生徒数（全国）と頻度より算出

＊平成24年度厚生労働省研究班調べ

病的使用
85ページのネット依存度チェックテスト「キンバリー・ヤング博士の8項目からなる診断質問票」の8項目のうち、5項目以上に該当する者。ネット依存度は重い。

不適応使用
同じく「キンバリー・ヤング博士の8項目からなる診断質問票」の8項目のうち、3~4項目該当する者。ネット依存の傾向にある。不適応使用に該当する中高生は、全国で約104万7000人と推計されている。

睡眠障害を引き起こし精神的に不安定になることも

毎日ネットに5時間以上も費やしていると、当然学業にも影響が出ます。

しかし、ただ単に成績が落ちるだけではなく、もっと重大な問題を引き起こす恐れもあります。

たとえば、「病的使用」をしている中高生のうち、「睡眠時間が6時間未満」と答えた者は43％。寝つきが悪い、夜中に目覚めるなど、睡眠の質も落ちており、約4人に1人が「午前中は調子が悪い」と答えています。また、7割近くの子どもが「気分の落ち込み」を訴えています。

このように、長時間のネット利用の結果、睡眠が十分にとれなくなったり、精神的に不安定になったりします。

不登校やひきこもりの陰にネット依存症が

今、不登校やひきこもり、いじめ、家庭内暴力など、子どもにかかわるさまざまな問題が浮上しています。

その根底に何があるのか突き止めなければ、上辺の現象だけを見て対策を講じても、解決には至らないものです。実はこれらの問題の陰に、ネット依存症が隠れているケースが多いことがわかってきました。

まだ、ネット依存症についての研究は始まったばかりで、保護者の理解も十分ではありません。そのため、ついつい見逃してしまいがちです。

いまやネットは生活の一部です。適切に使用できるように、サポートしてあげたいものです。

ネット依存症の影響

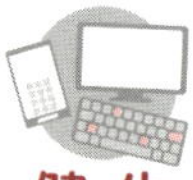

生活のリズムが乱れ健康状態にも影響

ネット依存症のもっとも大きな問題は、生活のリズムが乱れてしまうことです。私たちは、起床してから3度の食事、仕事・勉強・家事、入浴、就寝と、おおむね同じようなリズムで生活しています。体も昼間は活動して夜は眠るようにできています。

ところが、ネット依存症に陥ると、ネットが生活の中心になり、それ以外のすべてのことがおろそかになります。

食事や睡眠、仕事などより、ネットのほうが大切で、何をおいてもネット、ネットになってしまっている例がたくさんあります。中高生では、発育盛りの大切な時期に「眠らない、食べない、動かない」という「3ない」生活を送るのですから、健康や成長にも悪影響があります。

ネットを中断したくないばかりに、最低限の食べものをすばやくかきこむだけ、ときには食事を忘れてしまうことも。そのため、栄養不足になり、骨がもろくなったり、発育が悪くなったりします。視力が低下したり肩がこることも。運動不足のため、筋力や運動能力も著しく低下します。

睡眠障害

オンラインゲームによって興奮状態になるので、寝ようとしても寝つけない。寝入ってもすぐに目が覚めたり、早朝に目覚めたりして、質の良い睡眠がとれない。睡眠障害は、ネット依存症のほとんどの子どもたちに見られる。不登校のきっかけにもなる。

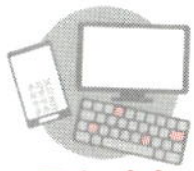

精神状態にも影響があらわれる

このように、身体的にもさまざまな弊害が出てきますが、精神的にも変調をきたすようになります。

ゲームのプレイ中は集中して、全力を傾けるのですが、実生活ではすっかり意欲を失い、抜け殻のようになってしまうのです。プレイしていないときも、ゲームのことを考えています。

また、イライラして、キレやすくなります。親がゲームのやりすぎをとがめると、怒鳴り返したり、物を投げたり、別人のように粗暴になることもあります。

これが高じて、家庭内暴力や暴言、家庭崩壊といった深刻な事態を引き起こすこともあります。

さらに、夜間のネット使用によって睡眠障害に陥り、昼夜が逆転。遅刻や欠席、居眠りが増え、成績が低下するため、ますます学習意欲が減退します。ついには学校に行けなくなり、ひきこもり状態になるのです。

ネット依存症に発生しがちな問題

身体面	視力低下・運動不足・腰痛・骨密度低下・栄養の偏り・低栄養状態・体力低下・肥満・腰痛・エコノミークラス症候群 など
精神面	ひきこもり・昼夜逆転・睡眠障害・意欲低下・うつ状態・自殺企図・希死念慮 など
学業面	成績低下・遅刻・授業中の居眠り・留年・退学・欠席 など
経済面	浪費・多額の借金 など
家族・対人関係	家庭内暴力・暴言・友人関係の悪化・家族関係の悪化 など

パソコンだけではない スマホやゲーム機も要注意

ネット依存症というと、従来ならば自分の部屋に閉じこもってパソコンでゲームというイメージがありましたが、デジタル機器が普及した今はそうとも限りません。

携帯電話でもスマホ（スマートフォン）でも、ｉＰｏｄ ｔｏｕｃｈなど、ＷｉＦｉに接続できる機器なら、ゲームやＳＮＳができるのです。

特にスマホは、どこにでも持ち歩け、いつでもできるので、使用時間のコントロールが難しくなります。

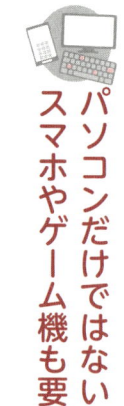

食事中や会話中でも、絶えず触っているなら注意が必要です。ネット依存が進行していることがあります。

ネット依存外来受診者の使用機器

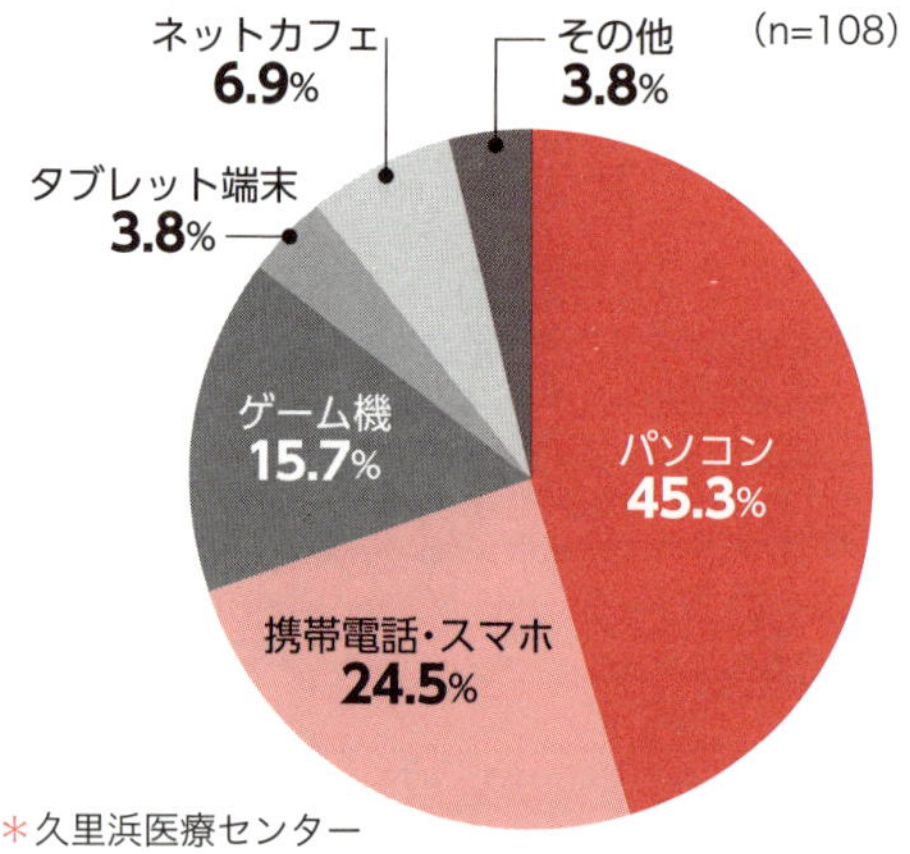

＊久里浜医療センター
インターネット依存専門外来（以下 TIAR）受診者のデータより

大人のネット依存症は 家庭崩壊や経済破綻につながる

ネット依存症は、もちろん子どもだけの問題ではありません。大人のネット依存症も深刻な問題を引き起こします。

２００８年に厚生労働省の研究班が行った調査によると、成人でネット依存傾向にある人は、男性で153万人、女性では118万人、計271万人と推計されています。

夜明けまでネットをしているため、仕事中も居眠りばかり。しだいに遅刻や欠勤が増えて、ついに職を失うケースもあります。

また、ゲームを優位に進めるために見境がなくなり、お金を過剰につぎ込むこともまれではありません。

専業主婦は時間の制約が少ないため自己管理が難しく、ネット依存に陥ることがあります。こうなってしまうと家事も育児も放棄。食事もおろそかになり、入浴や歯磨きもしません。24時間ネット三昧の挙句、離婚に至るケースもあります。

こういう人たちはネットの世界に生きているので、現実の世界がどうなろうとおかまいなしです。むしろ現実から逃避したいためにネットを使用しているという人も多いのです。

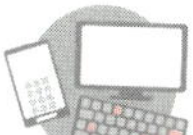

自助努力での回復は難しい

ネット漬けの日々を送っていても、このままではまずいという気持ちが、本人の中にないわけではありません。しかし、他の依存症と同じく、やめようとしてもやめられないのです。自分ではコントロールできないからこそ依存症なのです。

依存症は病気です。適切な対処が必要です。そして本人が進んで治療を開始することはほとんどありません。家族や周囲の人がこれは病気と認識して、専門家に早めに相談しましょう。

病気と気づくことが治療への第一歩となります。

厚生労働省の研究班が行った調査

２００８年、厚生労働省の研究班は、「わが国における飲酒の実態ならびに飲酒に関連する生活習慣病、公衆衛生上の諸問題とその対策に関する総合的研究」を行った（石井裕正ら）。

知っておきたいネットトラブル

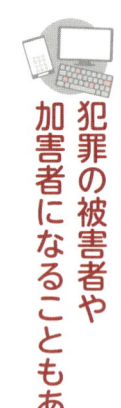

犯罪の被害者や加害者になることもある

ネットは非常に便利なツールですが、その反面、ネットにまつわるトラブルも激増しています。ネット依存症もその1つですが、そのほか主なトラブルとして、次のようなものがあります。そしてこれらはネット依存症と併発するケースもあります。

❶ 課金などで高額請求

オンラインゲームの多くは、課金システムをとっています。始めるときや基本料金は無料でも、レアアイテムや強力な武器は購入する仕組みになっています。つまり、お金をかけるほど、ゲームを有利に進められるのです。

お小遣いやバイト代などを、ｉＴｕｎｅｓカードなどのプリペイドカードにつぎ込んだり、親のクレジットカードを勝手に使ったりすることがあります。親名義のスマホを使っている場合は、通信費で決済されてしまうこともあります。

支払い能力のない子どもでも、ネット上ではそのようにして簡単にお金を使えるので、課金することをなんとも思わず、ゲームの一部のような感覚でお金を使ってしまいます。

日ごろからお金の使い方について子どもと話し合い、きちんとルールを作って守らせるようにしましょう。

❷ 個人情報の流出

最近はＳＮＳやプロフなどで、日常のできごとを発信する子どもが増えています。

その際、軽い気持ちで自分や友達の写真を載せたり、名前や学校名、メールアドレスなどの個人情報を書き込んでしまうことがあります。このようなことから個人を特定され、嫌がらせやつきまといの被害を受ける例が後を絶ちません。

また、リベンジポルノなどと言って交際相手などから、裸などの写真をネット上にばらまかれるという被害も急増しています。一度、ネット上に掲載された写真は、そのサイトから削除できたとしても、コピーがあっという間に拡散して手の施しようがなくなってしまいます。このような事態にならないためにも、掲載されて困るような写真は撮らないように伝えましょう。

子どものネット利用を本人まかせにせず、どのように利用しているのか確認し、危険性について話し合いましょう。

❸ 軽い気持ちでネット犯罪

友達の日記や掲示板に悪口を書き込んだ

個人情報流出を防ぐためには

- 自分や友達の写真や個人情報を載せない
- 名前、学校名、メールアドレスなどの個人情報は書き込まない
- 人に見られたくない写真は撮らない
- 子どもの利用状況を把握する

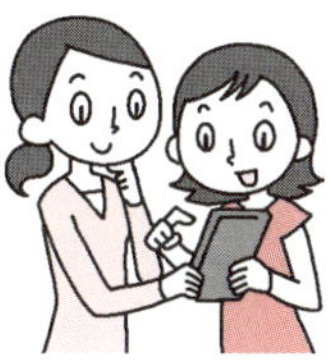

り、友達になりすまして情報を発信したりして、トラブルに発展することがしばしばあります。「学校裏サイト」に同級生の誹謗中傷を書き込んだり、また、おもしろ半分で掲示板に脅迫文や犯罪予告を書き込むなど、あまりにも簡単にできるので、軽い気持ちでやってしまうのです。

また、バイクでの飲酒運転や自動改札の不正突破、万引きなどの悪事を自慢げにＴｗｉｔｔｅｒなどに投稿して炎上（大さわぎになる）する例も多く見られます。ＳＮＳ上の情報から個人を特定され、学校を退学になったり、個人情報をさらされてしまうこともあります。

子どもが加害者にも被害者にもならないように、現実社会と同じくらいしっかりマナーやモラルを教える必要があります。

④ ネットの出会いは犯罪の温床

出会い系サイトにからむ事件は多発しています。被害者の大半は女性で18歳未満の子どもたちです。驚いたことに、ほとんどは被害者側からアクセスしているのです。

やさしい言葉に誘われて家出をするケースも少なくありません。今は容易に未知の人と出会える時代です。行き着くところは、売春の強要や監禁、恐喝などの被害です。

最近は、趣味や興味を共有する人たちの交流を目的とした、コミュニティサイトも人気を集めています。出会い系サイトとは違うからと、安心はできません。女性のフリをして、あるいは本来の目的を隠して、近づいてくる人もいるからです。

出会い系サイトやコミュニティサイトそのものが危険というわけではなく、安易に接触するのが危険なのです。

学校裏サイト

学校の公式サイトとは別に、生徒が立ち上げた非公式のサイト。子ども同士の交流や情報交換を目的としているが、匿名で投稿できるため、いじめの温床となるケースもある。パスワードは子どもから子どもへ口コミで伝えられることが多く、学校が存在を把握するのが難しい状況になっている。

顔も名前も知らない人に軽々しく個人情報を教えたり、親に内緒で会ったりしてはいけない、と子どもに約束させましょう。

子どもが見知らぬ人とメールやチャットをしている

知らない人とやりとりすることで起きるネットトラブルも多いのですが、頭ごなしにダメというと子どもは反発してしまいます。

どんなことを話し合っているのか聞いてみてください。隠したり、はっきり答えないようなら要注意です。

ネットで知り合う人がすべて悪人というわけではありませんが、多くの危険が潜んでいることを子どもに理解させましょう。

自分の個人情報を知らせない、写真を送らない、勝手に会わない。この３つを厳守させることが大切です。

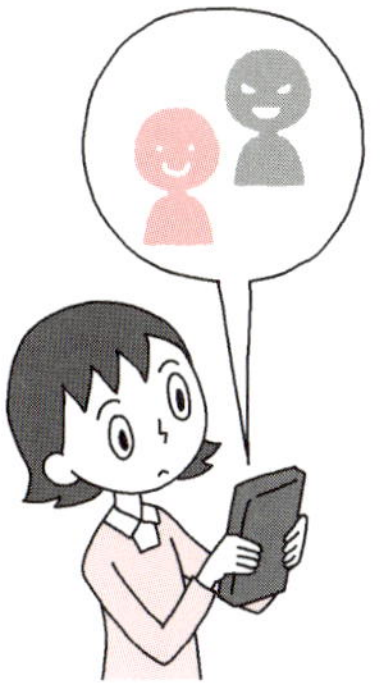

⑤ 歩きスマホは危険

最近社会問題化しつつあるのが、歩きながらスマホを操作する「歩きスマホ」です。歩行中、スマホに熱中するあまり、怪我をしたり交通事故にあうケースが急増しています。これは危険であると同時に、周りの人の迷惑にもなります。

２０１３年に実施された総務省の調査によると、高校1年生のスマホ保有率は84％に達することがわかりました。

しかし、まだここに挙げたような危険から身を守る知識やマナーが十分に身についているとは言いがたい状況です。

親自身も理解していないことがあるかもしれません。スマホの使い方について一緒に勉強し、子どもとよく話し合ってルールを決めることが大切です。

中高生がはまるネット

1 オンラインゲーム

多人数で楽しめるオンラインゲーム

ネット依存症の中でもっとも多く見られるのが、オンラインゲームにのめり込んでしまうものです。

オンラインゲームでは、パソコンやスマホ、ゲーム機などを使って、複数のプレイヤーが同時に、ネット上でゲームを楽しみます。ネットゲーム、略して「ネトゲ」とも言われます。さまざまなジャンルがありますが、特に人気が高いのはＭＭＯＲＰＧ (Massively Multiplayer Online Role-Playing Game) と、ＦＰＳ (First Person Shooting Game) です。

主流はＭＭＯＲＰＧ 終わりがなく延々と続く

従来のテレビゲームは、1人で遊ぶもので、登場するキャラクターとの会話も、あらかじめプログラミングされたものでした。また、ゲームをクリアすれば終わりました。

しかし、現在主流となっているＭＭＯＲＰＧは多人数同時参加型で、ネット上の仲間とチームを組んで共に冒険の旅に出るのです。その過程で、次々に強敵や魅力的な

MMORPG

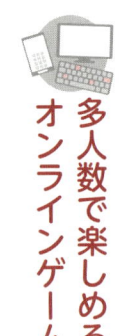

ネットゲームの中でもっとも人気が高く、ネット依存症になりやすいと言われている。多人数が、同時に1つのサーバーに接続してプレイをする。代表的なものに「ファイナルファンタジー11」「ドラゴンクエスト10」など。他のプレイヤーとのコミュニケーションも、魅力の1つ。

アイテムがあらわれ、終わりがありません。依存症患者の中には10年以上も同じタイトルのゲームを続けている人がいます。

MMORPGの他に利用者が多いのは、FPSです。これはシューティングゲームの一種で、架空の戦場を舞台に銃や武器などを用いて敵チームと戦い、勝敗やランキングを競い合います。韓国では特に人気があり、プロのゲーマー同士の対戦が、テレビで生中継されるほどです。

このほか、動・作物などを育てる育成系、パズル系、シミュレーション系、アドベンチャー系などいろいろな種類があります。

仲間がいるから抜けられない

MMORPGもFPSも、複数の人とチームを組んで行うところがポイントで

ネット依存症が知能へ影響する？

ネット依存症による脳への影響はまだ十分に研究されているとは言えませんが、ネット依存症と推定される人の脳の一部が萎縮し、これにより社会性などの領域へ影響が出ているという研究報告（Zhou Y et al.Eur J Radiology）や、ネット依存の期間が長くなればなるほど、脳神経細胞の死滅が進むという研究報告（Yua K et al.PloS One,2011）もあります。

ネット使用自体が脳へどう影響するのかはさらなる検証が必要ですが、成長期に十分に他者とコミュニケーションをとらなかったり、生活経験に乏しいことは、脳の発達には決して良いとは言えません。

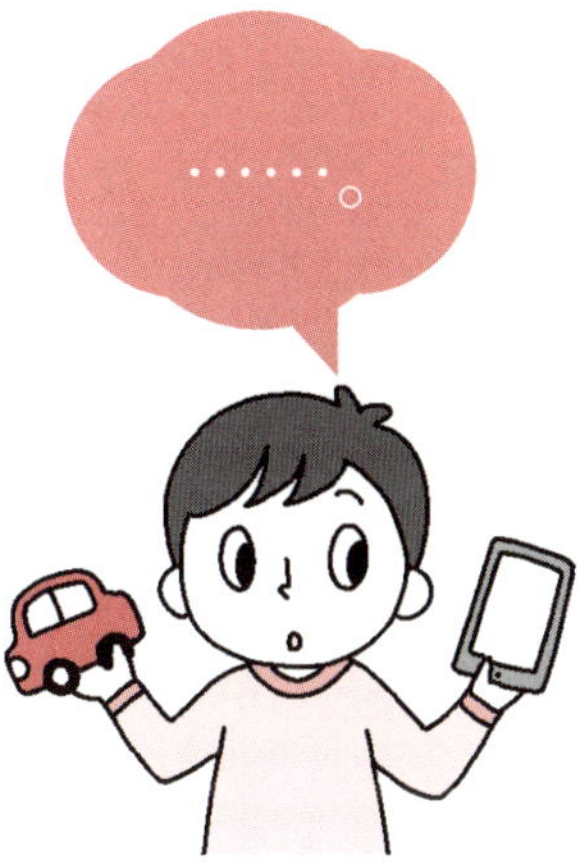

す。対戦相手も、自分のチームのプレイヤーも単なるプログラムではなく、別の人が操作しているキャラクター（アバター）です。

チャットやスカイプでコミュニケーションを取りながら、一緒に作戦を立て、役割を分担し、協力してモンスターなどを倒します。共に戦い、喜びも苦しみも分かち合い、連帯感が生まれます。

この連帯感から「眠くなったからと言って自分だけ抜けて先に寝るわけにはいかない」という責任があるように感じ始めます。これが長時間使用に拍車をかけます。

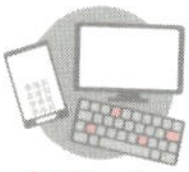

もっとも白熱するのは深夜の時間帯

ゲームに参加するプレイヤーの中には社会人もいます。彼らは、日中は仕事をして帰宅後ゲームに加わります。多人数参加型のゲームは、参加人数が多くなればなるほどおもしろみが増します。

夜10時ごろになると仲間が集結。その後激しい戦いが始まり、11時から深夜2時ごろまでがもっともヒートアップすると言います。

仲間と一緒に明け方まで戦い続け、疲れ果ててベッドに入っても、興奮状態なので、なかなか眠りにつけません。

こうして、連日睡眠不足が続き、朝起きられないほどになり、昼と夜が逆転し、学校にも行けなくなるなど、日常生活に支障が出るようになるのです。

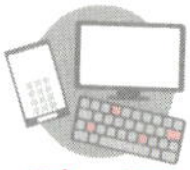

長時間やればやるほど強くなれる

オンラインゲームでは、自分の分身となるキャラクターを操作して戦います。

学生受診者の初診時に起きている学業上の問題

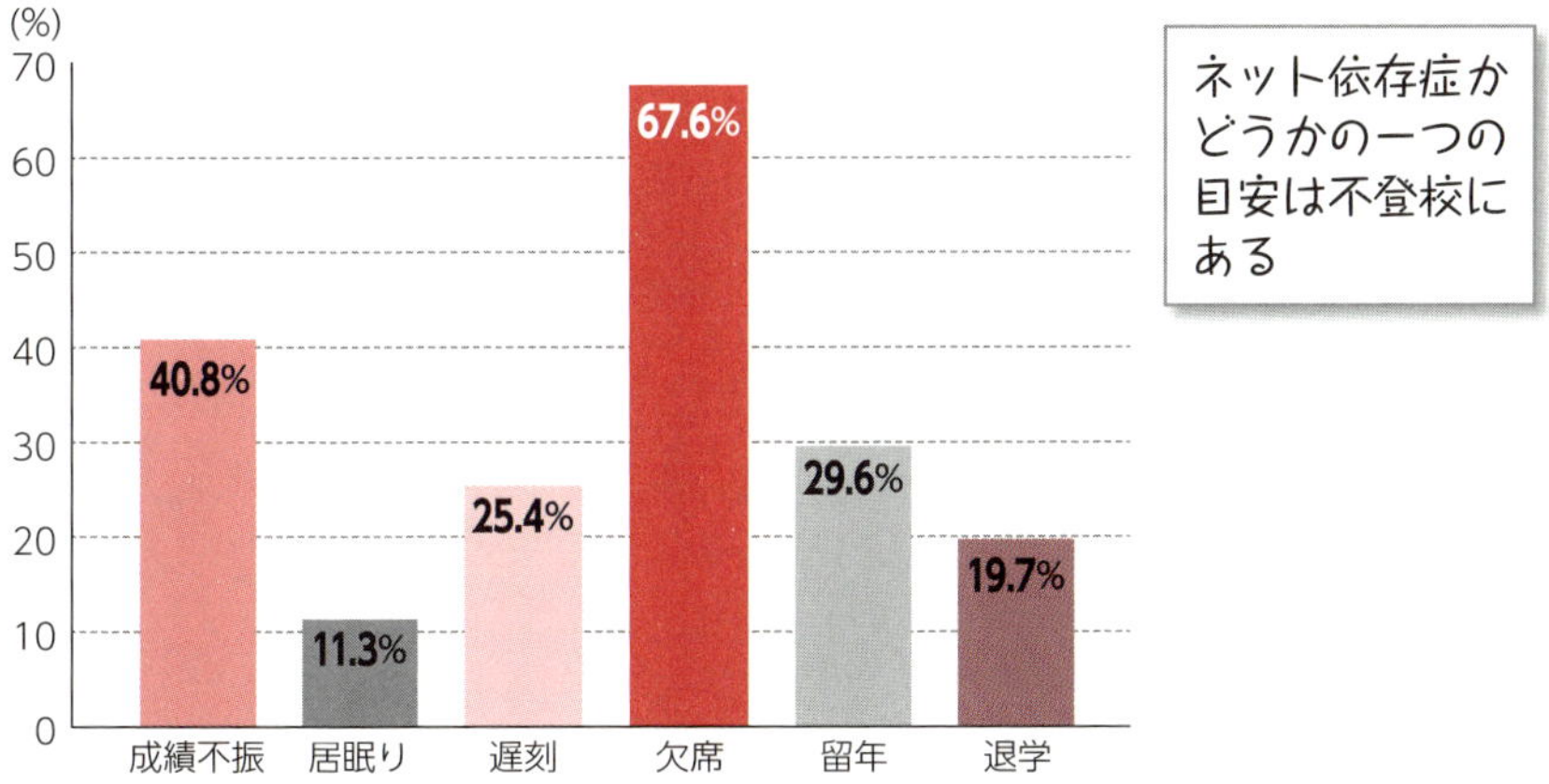

＊久里浜医療センター・ネット依存外来受診者のデータより

時間をかければかけるほど腕も上がり、キャラクターが強くなります。武器やアイテムも充実して、ますます優位にゲームを進められるようになります。また、単に着飾らせて個性を主張することもできます。つまり、長時間プレイすることでステイタスを得られるのです。

団体戦の場合は、自分の力が優れていると、仲間に頼られたり賞賛されることもあります。他人から認められたい欲求を満たすことができます。そのため、食事も急いでかき込み、入浴もせず、トイレに行くのさえもがまんして、文字通り寝食を忘れて没頭します。

ネットゲームに夢中になると、日に8時間ぐらいぶっ続けでやるのは朝飯前。16時間、あるいは24時間ぶっ通しでやったという人もいます。韓国ではMMORPGを86

時間連続でプレイした24歳の男性が死亡する事件まで起きました。彼は、タバコの購入とトイレのときしかパソコンの前を離れなかったそうです。

そのため血栓ができ、エコノミークラス症候群（静脈血栓塞栓症）によって亡くなったと言われています。

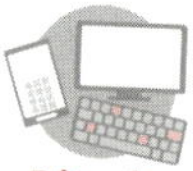

お金をかければかけるほど強くなれる

ネットゲームの料金体系としては、毎月定額の利用料金を支払う定額課金と、基本料金は無料で、特殊なアイテムを購入するたびにお金を支払うアイテム課金があります。その両方が必要なゲームもあります。

現在はアイテム課金が主流です。

たいていのゲームは無料で始められます。親も「無料なら」と使用を許します。しかし、無料で遊べる部分とそうでない部分があるのです。強くなりたい人にとっては、長時間続けることに加えて「お金をかける」ことは非常に有効な手段となります。

お金でネット通貨を購入し、それによってキャラクターの成長を早めたり、強力なアイテムを入手することで、スピーディーにレベルアップできるというわけです。時間とお金の両方をかければ、より強くなれます。ですから、ゲームをするほどお金を費やしたい気持ちが強くなってきます。

ネット通貨は、クレジットカードや電子マネーで購入できます。お小遣いの範囲で買うのならまだ良いのですが、レアなアイテムが欲しい一心で、親のお金やクレジットカードに手を出してしまうことがあります。傍から見ていると、実体のないものにお金を費やす行動が無意味に思われます

■アイテム課金

ゲームをする過程で入手できる、なんらかの効果をもたらす道具のこと。すべてのアイテムが課金の対象になるわけではない。ゲームの中では入手が難しい希少なもの、特に性能が良いもの、アバターを見栄えよく飾れるもの、待ち時間を短縮できるもの、特殊な機能を持つもの、などに課金されることが多い。

が、ネット依存者にとっては、仮想世界での自分のステイタスが何より大切なのです。そうして、自分が使える金額を超えて課金に応じてしまうのです。

仮想世界のほうが居心地が良くなる

ステイタスが上がれば、仲間から称賛され、教えを請われることもあります。仮想世界ではヒーローになれるのです。中高生は現実の世界ではお金も持っていませんし、子どもですからヒーローになるのも難しいものです。

子どもは仮想世界のほうが居心地がよくなり、一気にのめり込んでいきます。ネットゲームに自分の全エネルギーを注ぎ込むので、実生活では覇気がなく、抜け殻のようになってしまいます。

初診時に起きている問題

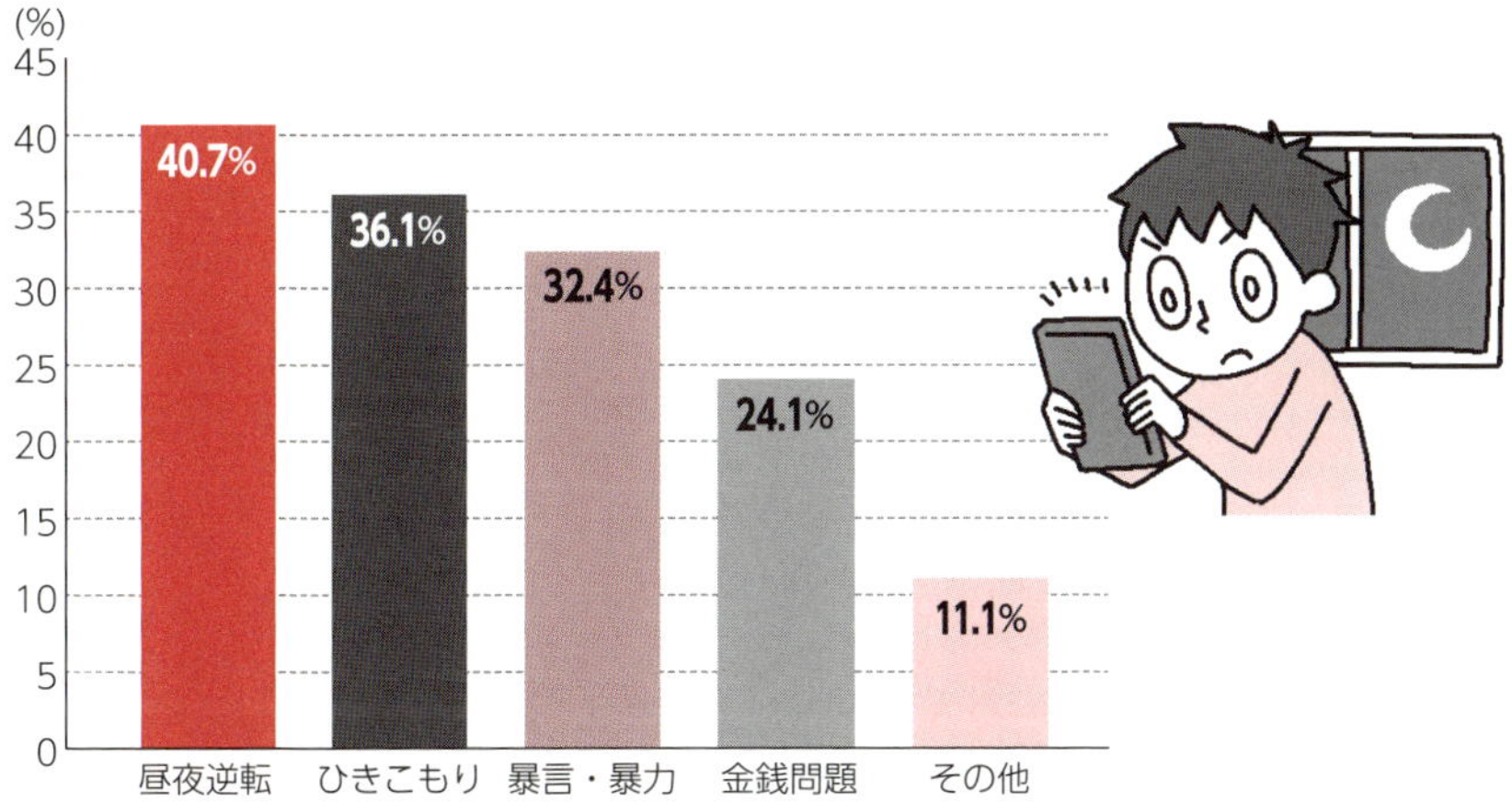

＊久里浜医療センター TIAR 受診者のデータより

電子マネー

オンラインゲームの決済によく使われる電子マネーサービスとして、Webマネー、ビットキャッシュ、ネットキャッシュなどがある。プリペイド型カードで、コンビニなどで年齢を問わずだれでも購入できる。中高生はクレジットカードをつくれないため、このような電子マネーを利用することがほとんど。ネット通貨を購入するときは、そのカードに印字されているコード（英数字）を入力して決済する。

② SNS

誰とでも簡単につながれる

SNSとは、Social Networking Serviceの略で、人と人との交流促進を目的としたサイトを指します。ゲームを提供しているものもあります。

代表的なサービスに、mixi《ミクシィ》やFacebook《フェイスブック》、GREE《グリー》、LinkedIn《リンクトイン》、カカオトークなどがあります。TwitterやLINEも、その1つです。

テレビでも盛んにコマーシャルを行っているので、ゲームをしない人にも知られています。

実生活で知り合った人や友達と気軽に話し合えますし、見ず知らずの人とも「友達」として容易につながることができます。

楽しい機能満載で女子がはまりやすい

どのSNSも、機能的にはよく似ており、大半のサービスは基本的に無料で利用できます。

主な機能として、自分のプロフィール(プロフ)や写真を載せる、日記を書く、友達の日記にコメントを残す、友達に他の友達

Twitter

高校生では、LINEの次に利用者が多くなっている。スマホがあれば簡単に投稿できるので、悪ふざけや犯罪を自慢げに投稿する若者が相次ぎ、社会問題ともなった。利用する際には、不特定多数の人に見られていることを常に意識する、実生活と同じく他人への配慮を欠かさない、他人のプライバシーを暴露しない、などを子どもに守らせることが大切。

を紹介する、メッセージのやりとりをする、コミュニティをつくる、ゲームをする、掲示板で情報交換をするなどがあります。

このような機能に惹かれ、とりわけ女子に、ＳＮＳの利用者が多いと言われています。

共感や、コメントなどレスポンスの数が視覚的に確認できますから、そうしたやり取りが多いほうが、友好的、友達が多い、人気があると感じがちです。

最初はせっせと日常のできごとを投稿したりメッセージを送ったりしていますが、しだいに、返事や他人の投稿が気になって常にチェックしていないと落ち着かず１日中見続けている、という状態に陥ってしまうこともあります。またＳＮＳ上で注目を集めている人に対抗意識を抱き、より使用が過熱することもあります。

ＳＮＳの主な機能

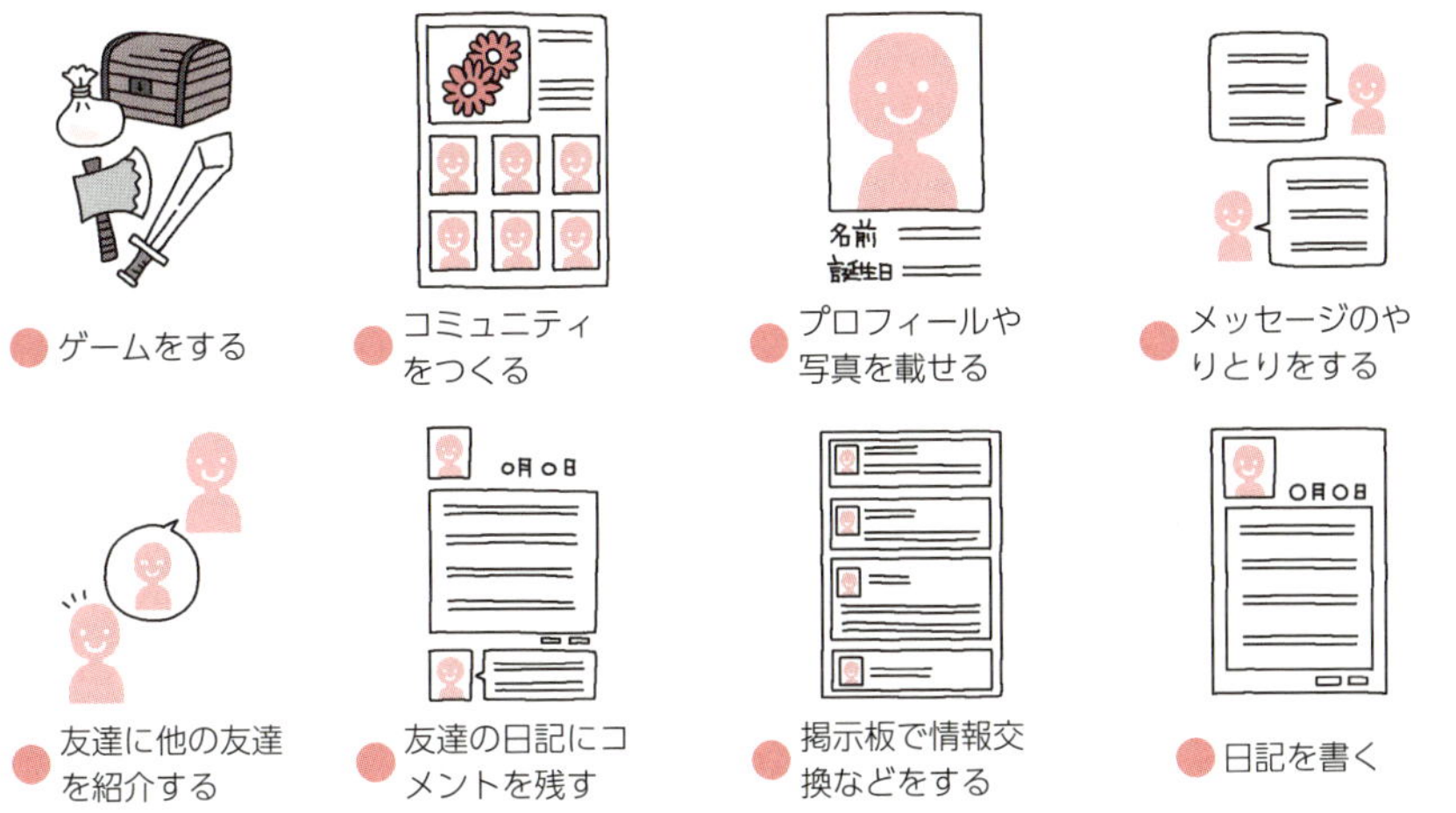

若い世代に圧倒的な人気LINE

数あるSNSの中で、2013年に日本の中高生に利用者がもっとも多かったのはLINEです。LINEはスマホの普及とともに、爆発的に広がりました。

LINEを利用している同士なら、通信キャリアや端末を問わず、無料でメッセージや通話のやりとりができます。友達同士でグループをつくって、複数でのやりとりもOKです。感情をあらわすスタンプ（画像）を送信できるところも、流行の一因となりました。文字はなくても、スタンプだけを送信することもあります。

通信教育のZ会が高校生を対象に行った調査でも、もっともよく利用されているSNSは、ダントツでLINEでした。

利用しているSNS

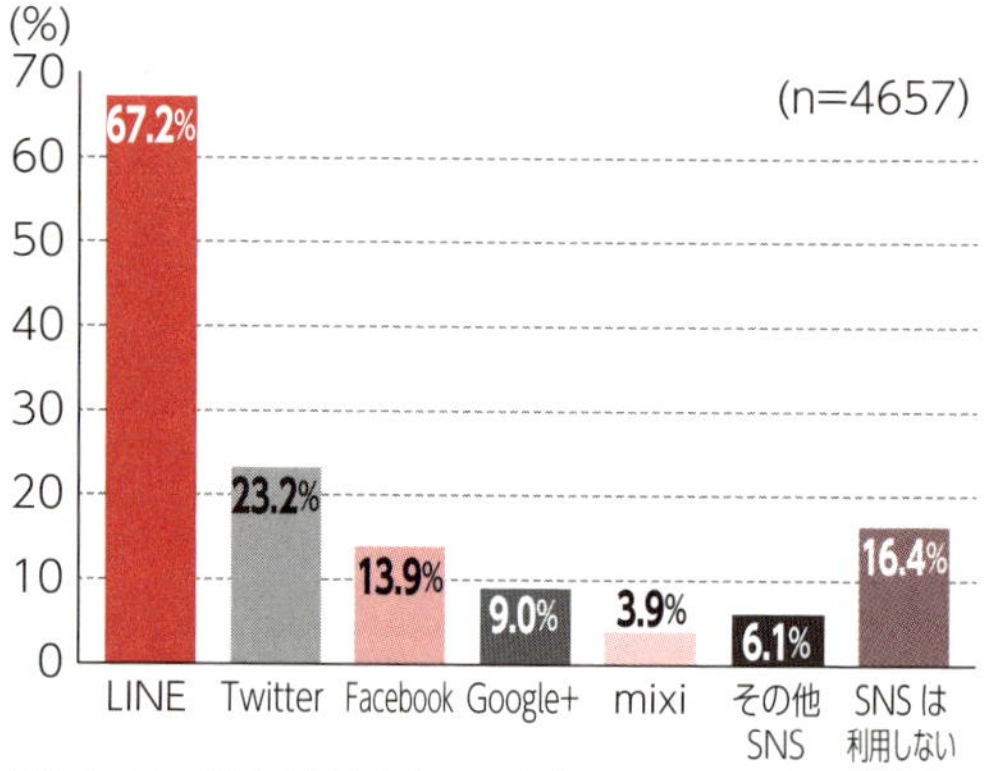

2013年4月～7月に㈱Z会が全国の高校生4657人（高1：2460人　高2：1031人　高3：1166人）を対象に、SNSやスマホなどの所有に関する調査を実施した。

＊Z会調べ

仲間はずれになりたくないから抜けられない

トラブルもあります。最近よく耳にするようになった「SNS疲れ」「LINE疲れ」も、その一つです。

LINEでは、メッセージを読むと相手

爆発的に広がるLINE

LINEは、2011年6月にサービスを開始したばかりだが、2013年1月には全世界の登録者数が1億人を突破、11月には3億人を超えた。日本でも若い世代の支持を受け、ユーザー数は5000万人に達し、世界1位となっている。

に「既読」と表示されます。つまり見たことがすぐに相手に伝わる仕組みになっているのです。

　そして、読んだのにすぐに返信しないと「既読無視」「既読スルー」などと非難されるケースもあります。それが、早く返事をしなくては、というプレッシャーを生みます。他人のブログや投稿にコメントや共感をあらわす「いいね」を残すことを義務のように感じているケースもあります。

　楽しいコミュニケーションツールのはずが、返信が義務化し、かえってストレスになって疲れてしまうのです。

　また、仲間はずれになりたくない、話題に乗り遅れたくないという気持ちから、延々とやりとりにつきあい、知らず知らずのうちに、長時間使用に陥ってしまうケースもあります。まわりに流されやすい子ほ

高校生に聞いたSNS疲れ

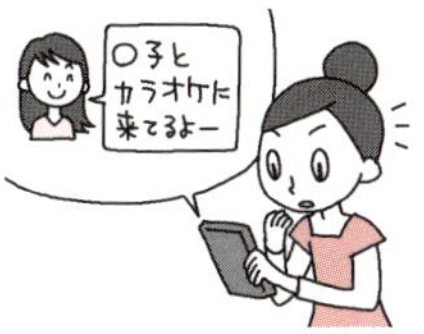
○子と
カラオケに
来てるよー
● 友だちの行動が気になる

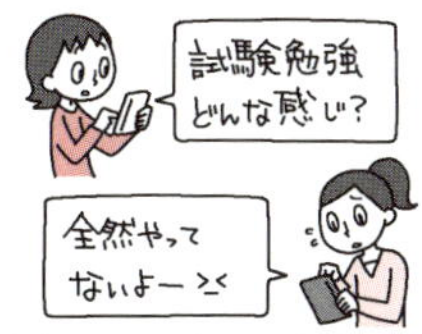
試験勉強
どんな感じ?
全然やって
ないよー
● 試験前日などに勉強状況などをチャットする

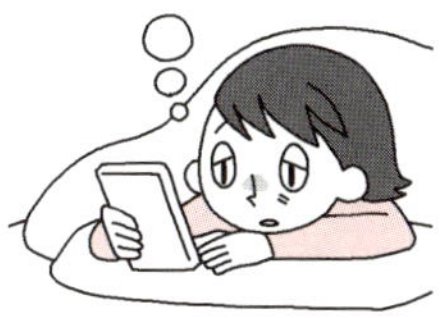
● 友だちの書き込みが気になり明け方まで見てしまう

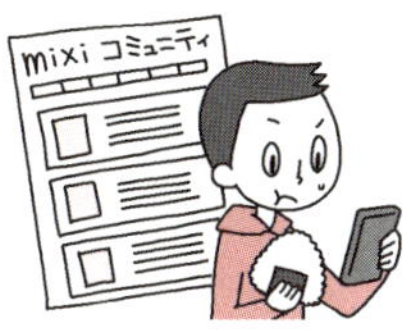
mixi コミュニティ
● mixiのコミュニティの情報をチェックしていないと不安になる

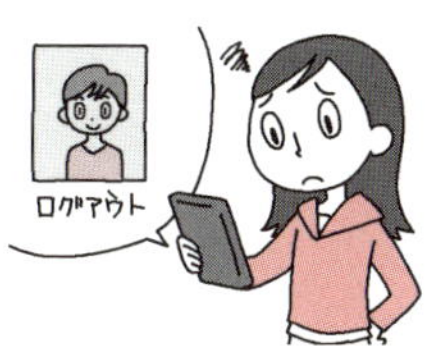
ログアウト
● 彼氏（彼女）のログイン状態が気になる

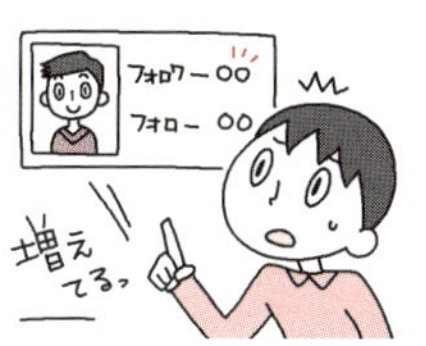
フォロワー○○
フォロー○○
増えてるっ
● 友だちの数やフォロワーの数が気になる

＊エンジェルズアイズ調べ「特集Vol.3 子どもたちも疲れている…?! SNS疲れ」（2012/5/19）より

既読機能の本来の目的

既読機能は、東日本大震災で電話がつながらないことから生まれたもの。災害時にも、すぐに連絡が取り合えるように開発された。既読機能があれば、返信が来なくても相手がメッセージを読んだことはわかる。つまり、安否の確認をするのが、本来の目的であった。

ど、注意が必要です。

　自分の日記や投稿にコメントがついているか、「いいね！」がいくつあるかなど、他人の反応が異常に気になってくる場合もあります。

　しかし、本人は楽しんでいるつもりで、そうした疲労に気づいていないこともあります。スマホを絶えず気にして朝から晩までチェック、日中ぼんやりしている、いつもだるそうにしている、朝起きられない、などの変化が見えるときは、注意が必要です。SNSによる隠れ疲労やネット依存症が疑われます。

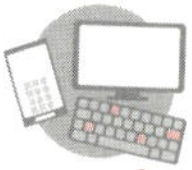

出会いに利用されるSNS

　ネットトラブルの項でも述べましたが、ネット依存症の状態では、ネットに対する警戒心も薄れ、よりトラブルにあう可能性が高くなります。

　SNSに関して、問題視されているのは、出会い系サイトとして利用されていることです。たとえば、ウソのプロフィールに高校生の写真を貼りつけ、高校生になりすまして油断させて呼び出したり、「ゲームに使えるコインをあげる」などと言って近づき、見返りに裸の写真を送らせる、というような事件が多発しています。

　「出会い系サイト」なら警戒して近づかない子どもたちも、使い慣れているSNSだと、油断してしまうのです。

　最近は出会い系サイトより、非出会い系のSNSで被害に遭う子どもたちのほうが多くなっており、ほとんどが性犯罪です。

　実名が原則とされるSNSであっても偽名やなりすましは行われます。有名サイト

■いいね！
ソーシャルボタンと言われているもの。SNSのコンテンツの中で、自分が共感したり、気に入ったり、支持できるものがあれば、「いいね！」をクリックする。自分の発言などに「いいね！」が多くついていると、満足感や自己肯定感が得られる。

だからだいじょうぶ、というわけでもありません。どんなサイトでも、悪意を持った人が潜んでいる可能性はあります。

また、ＳＮＳなどの掲示板に「お友達になりませんか？」などと書き込み、連絡先としてＩＤを記入するなどして見ず知らずの人と知り合うこともあります。

子どもたちは必ずしもお小遣いが欲しいわけではなく、好奇心や、交遊範囲の広さを友達に自慢したいなどの動機からもこうしたことを行ってしまいます。

ＬＩＮＥなどのＳＮＳそのものが悪いわけではなく、簡単に連絡が取れてしまうために、犯罪に結びつきやすいのです。

子どもがＳＮＳに振り回されたり、犯罪に巻き込まれないようにするには、危険性についても十分に話し合って使い方のルールをつくることが大切です。

ネットを通じた18歳未満の犯罪被害児童数

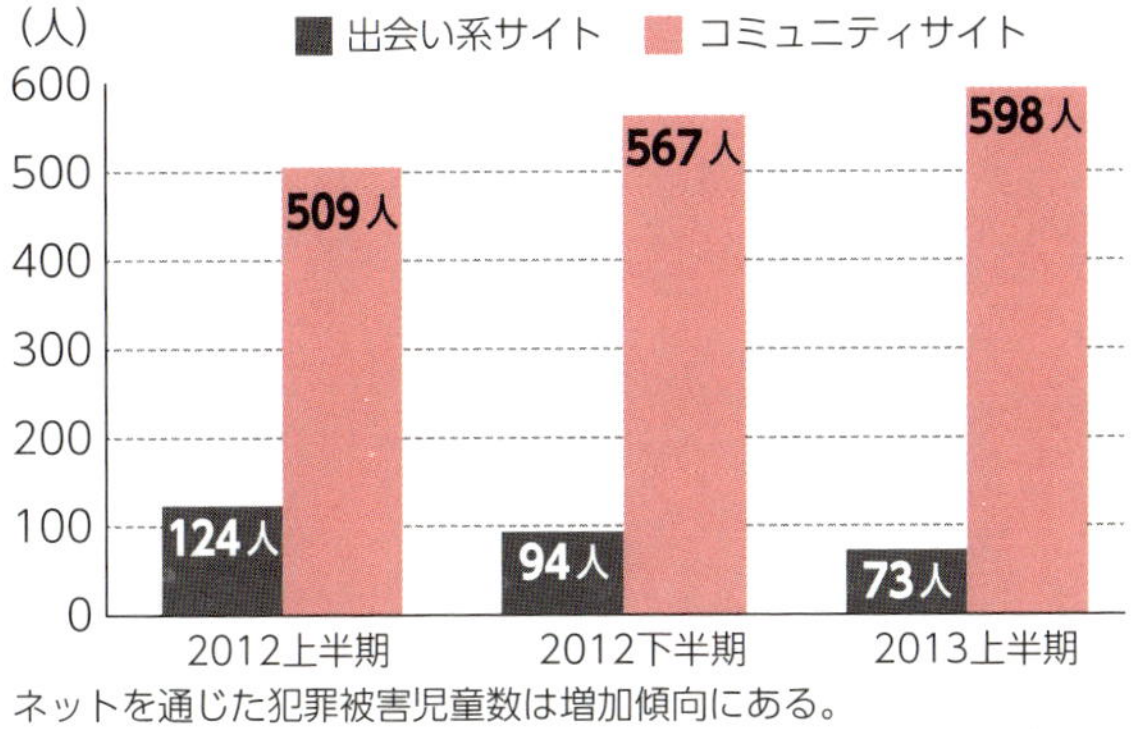

ネットを通じた犯罪被害児童数は増加傾向にある。
また出会い系サイトよりコミュニティサイトでの被害児童数が多い。

＊警察庁調べ「出会い系サイト及びコミュニティサイトに起因する事犯の現状と対策について」より

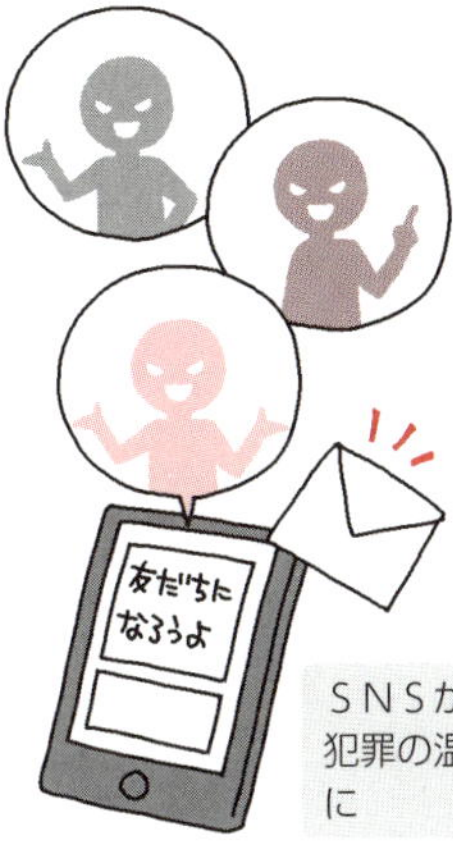

ＳＮＳが、犯罪の温床に

ＬＩＮＥのＩＤ

ＬＩＮＥでは、自分専用のＩＤを登録できる。これを他人に伝えると、ＩＤが検索でき、ＬＩＮＥ上でつながる。「ＩＤ掲示板」などは、この機能を利用した出会い系サイトと言える。子どもたちの被害を防ぐため、２０１３年12月現在、18歳未満のユーザーはＩＤ検索機能が使えない処置が取られている。

中高生がはまるネット

❸ その他

機能や実態を知って話し合うきっかけに

オンラインゲーム、ＳＮＳの他に、依存の対象になりやすいものとして、ネットサーフィンやＹｏｕＴｕｂｅ、チャット、掲示板、ネットショッピングなどがあります。

親もそれぞれの機能や実態について知っておくことが大切です。

「そんなことばっかりやって」と頭ごなしに叱りつけるのではなく、ときには一緒に体験し、どのような使い方をすれば良いのか、子どもと話し合うきっかけにすると良いでしょう。

次々にサイトを回るネットサーフィン

厚生労働省の研究班が全国の中高生を対象に行った、ネット依存にかかわる実態調査によると、中高生がもっとも利用しているネットサービスは「情報やニュースの検索」でした。約7割の子どもが利用したと回答しています。次に多かったのが「ＹｏｕＴｕｂｅなどの動画サイト」で、6割強が利用しています。

このように、インターネットは中高生にとっても、情報収集に欠かせない身近なツールとなっています。ついつい長時間ネットサーフィンをしてしまう子どもも、少なくありません。

ネットサーフィンとは、波から波へと乗り移るサーフィンのように、あちこちのサイトを訪ね回ることです。

何か気になることがあって検索し、ヒットしたサイトを訪問、リンクをたどってまた次のサイトへ、さらにリンクをたどって別のサイトへと、次々に閲覧して回ります。

必要性もないままだらだらと惰性で見てしまったり、毎日深夜まで見続けたり、やめようと思ってもやめられないようなら、ネット依存症が疑われます。

また、いつの間にかアダルトサイトなどふさわしくないコンテンツに誘導されてしまったり、ワンクリック詐欺や架空請求、ウイルス感染などの被害にあう恐れもあります。知識もなく、いかがわしいサイトを見てしまったなどという後ろめたさから、大人にも相談できずトラブルを悪化させることもあります。

この30日間に利用したインターネットサービス

情報やニュースの検索	69.2%
YouTube などの動画サイト	64.4%
メール	62.5%
Facebook や Twitter など	33.4%
ブログや掲示板	28.2%
チャットなど	20.4%

＊平成24年10月〜平成25年3月　厚生労働省研究班調べ

全国の中高生約10万人が回答したインターネット使用実態調査によると、「この30日間で利用したネットサービス」（複数回答）は、情報やニュースの検索が69・2%ともっとも多く、次いでＹｏｕＴｕｂｅなどの動画サイト、メール、Facebook や Twitter、ブログや掲示板、チャット、オンラインゲームと続いた。

見始めると止まらない動画サイト

最近は、YouTubeやニコニコ動画などにはまって、どうしてもやめられないという子どもも増えています。

これらは動画の共有サイトで、パソコンやスマホで世界中のユーザーが投稿した動画のほか、テレビアニメ、音楽、ドラマなどが見られることもあります。また自分が映っている動画を配信して芸能人気分を味わおうとする子どももいます。

オンラインゲームの実況や録画を見るケースも多くなっています。

ただ単に見るだけではなく、コメントをつけることもできます。他人のコメントに共感したり、自分も書き込んだりしながら動画を見ていると、いっそう気分が盛り上がります。好きなときに気に入った部分だけをちょこっと見られるのも、受けている理由の1つでしょう。

ところが、はじめは暇つぶしのつもりだったのにすっかりはまって、何時間も延々と見続けてしまう子がいます。

SNS依存の子どもたち同様、片時もスマホを離さず、「ながら勉強」「ながら食」があたりまえになってしまうこともあります。

コミュニケーションを楽しむ掲示板、チャット

掲示板はネット上のコミュニティの一種で、「BBS（電子掲示板）」とも呼ばれています。

趣味や興味を共有する人たちが集まり、情報交換をしたり、あるテーマに沿って議

アップロード
画像をサーバに送信して、世界中の人が見られるようにすること。YouTubeでは、簡単な操作でスマホからもアップロードできる。

複数のハンドルネームを使い分けている

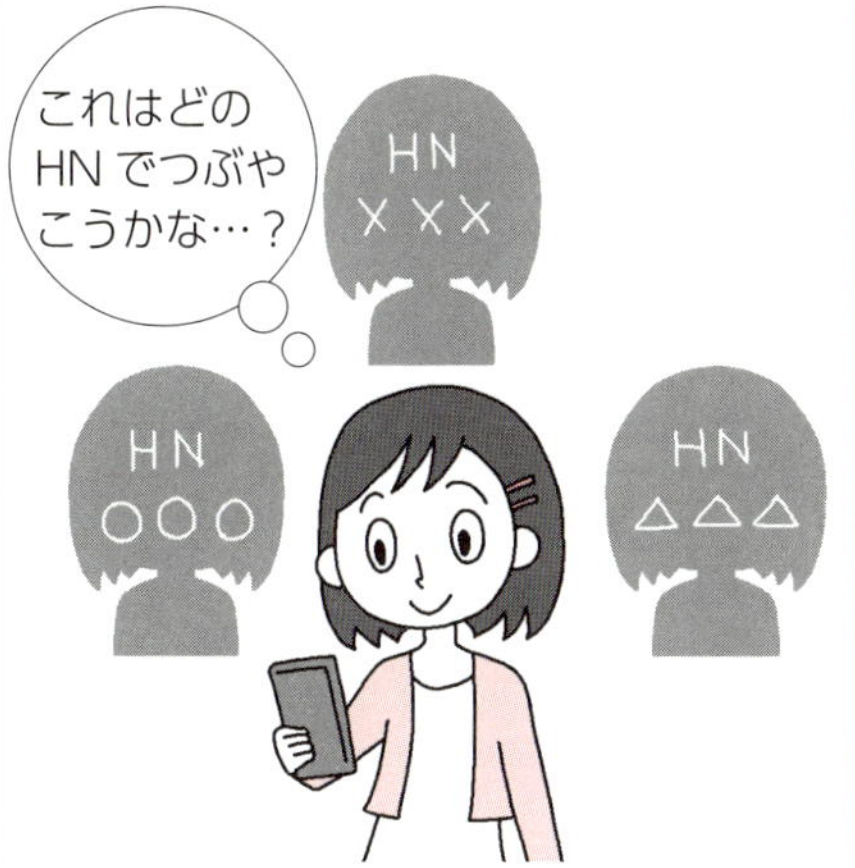
これはどの
HN でつぶや
こうかな…？
HN
×××
HN
○○○
HN
△△△

「ハンドルネーム」とは、掲示板などで使うニックネームのようなもの。略して「HN」と表記されることもあります。同一サイト内では、通常は同じハンドルネームを使用します。複数のハンドルネームを使い分けている場合は、それだけ多くのサイトを利用している、あるいは別人になりすましている可能性があります。複数使っている理由を子どもに聞いてみましょう

論をしたり、コメントやアドバイスを書き込んだりします。つまり、コミュニケーションを楽しむ場です。特定のメンバーだけが集まるものもあれば、自由にだれでも参加できるものもあります。代表的な掲示板に、「2ちゃんねる」があります。

SNSにもコミュニティサイト内にもオンラインゲーム内にも掲示板はあり、ネット上には大小さまざまな掲示板が乱立しています。一般には、投稿は匿名で行い、「ハンドルネーム」と呼ばれる掲示板用の名前を使用することもあります。

一方、チャットはリアルタイムでおしゃべりを楽しむものです。通常は文字のやりとりですが、最近はボイスチャット、ビデオチャット、お絵描きチャットなど、画像や音声を用いるチャットもあります。

動画依存と同じく、はじめは暇つぶしの

2ちゃんねる
日本では最大級の掲示板サイト。専用のアプリのほか、インターネット閲覧ソフト（ブラウザ）からも利用できる。大きく、ニュースや趣味、芸能といった「カテゴリ」に分けられ、その分野ごとに多くの掲示板があり、「板（いた）」と呼ばれている。さらに話題ごとにスレッドが立てられ、ここに書き込みをするようになっている。匿名性が高く、自由に書き込めるが、それだけにトラブルも多い。

つもりで利用するのですが、いつの間にかはまってしまい、どんな発言が書き込まれるのか気になって、常にチェックせずにはいられない状態になるのです。

また、自分の書き込みへの反応が気になり、アクセスせずにはいられなくなることもあります。

悪口の応酬やけんかになりやすい

掲示板やチャットは、匿名でのやりとりになるため、面と向かっては言いにくいことも、深く考えずに書き込んでしまいがちです。相手もそれに過剰に反応し、悪口の応酬になることがしばしばあります。

また、友達同士でチャットを楽しんでいても、ちょっとした行き違いからけんかになることは少なくありません。

文字のやりとりだけで、表情や口調で言葉を補えないため、誤解を招きやすいのです。しかも、即座に返信しなければならず、こう書いたら相手がどう思うか、考えている暇もありません。

このようなことから、意図せず相手を傷つけてしまい、仲間はずれやいじめに発展することがあります。

また、SNSで触れたように、掲示板もまた犯罪などのトラブルの温床になっています。容易に被害者にも加害者にもなり得るので、注意が必要です。

クリック1つで買えるネットショッピング

クレジットカードがなくても、コンビニ決済や銀行引き落とし、電子マネー、携帯の利用料金と一緒に引き落としなどの方法で、子どもでもネットショッピングを楽しめます。

ネットでは、一度個人情報を登録すると、クリックするだけで簡単に注文ができてしまいます。クリック1つで自動的に支払うのではなく、パスワードを打ち込むシステムに変更するなど、親の同意がなければ使えない方法をとっておきましょう。

大人もそうですが、直接財布からお金を出すわけではないので金銭感覚が鈍り、ついつい買いすぎてしまったり、また、自分の購買能力を超えて注文してしまうことがあります。しだいに買い物そのものが快感になり、買い物に対する依存状態に陥ることもあります。頻繁に宅配便が届いたり、こっそりアルバイトをしているようなら注意が必要です。また、携帯電話の利用料金の明細は、必ず親もチェックしましょう。

お小遣いサイトでお小遣いを稼ぐ

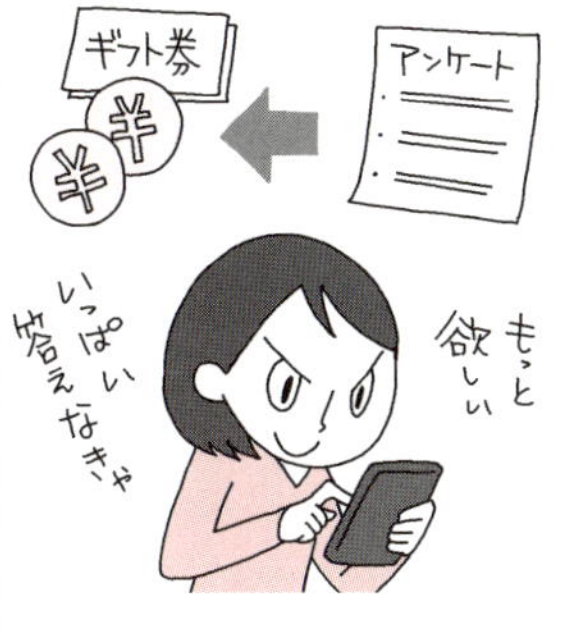
ギフト券
アンケート
いっぱい答えなきゃ
もっと欲しい

お小遣いサイトは、アンケートに答えたりすることでポイントを獲得し、たまったポイントをギフト券、ゲームコイン、現金などに換えることができるネット上のサービスで、中高生の利用者も増えています。スポンサー企業がマーケティングのためにお小遣いサイトを介して提供するもので、報酬も費やす時間に対して決して大きな金額にはなりませんし、利用者が行う作業自体におもしろさは少ないので「依存性は低い」と言えます。

しかし「お小遣いを稼ぎたい」という動機があるので、少ない報酬をコツコツ貯めるべく長時間利用につながります。また個人情報の流出などにも注意が必要です。

保護者のためのネット用語解説

パソコンやスマホについて、子どものほうが詳しいという家庭も多いことでしょう。

子どもはどんどん新しい知識を吸収し、たちまち使いこなしてしまいます。略語や隠語を生み出すのも得意です。何を言っているのか意味不明、と頭を抱えている方もいるかもしれません。

しかし、ここで紹介するような俗語や隠語は生まれてはすぐに消えていきますし、特定の場面で限定的に使われることがほとんどです。無理に覚える必要はありません。ネットの基本的な概念だけ、しっかり理解しておけば良いでしょう。

【荒らし】
故意に他人が不快に思うような書き込みをすること。

【家電《いえでん》】
「家の電話」の略。つまり、家にある固定電話のこと。携帯電話と区別するために使われる。

【オフ会】
ネット上で知り合った人たちが、オフラインで、つまり現実世界で集うこと。

【オフライン】
オンラインの逆で、ネットに接続していない状態。または接続する必要がない状態。

【オンライン】

インターネットに接続している状態。


【カキコ】

掲示板などに書き込みをすること。


【ガチャ】

ソーシャルゲーム内におけるアイテム課金の仕組みの1つ。中に景品が入ったカプセルを購入するガチャポンと同じ形式で、ランダムにアイテムを入手できる。多くの場合、1回ごとに課金される。特定のアイテムをすべて集める(コンプリートする)と、希少アイテムを入手できる。この仕組みをコンプリートガチャ、コンプガチャと言う。コンプガチャは多額の課金が発生しがちで、2012年、消費者庁が規制に乗り出し、同年5月に廃止が決まった。


【ガラケー】

スマホではない、ふつうの携帯電話のこと。着うた、着メロ、ワンセグ、赤外線通信、おサイフケータイなど、日本の携帯電話は世界標準からはずれて独自の進化を遂げてきた。

そのため、ガラパゴス化した携帯電話という意味で「ガラケー」という言葉が使われるようになった。最近はその魅力が見直され、フィーチャーフォン(個性的な電話)と言うこともある。


【コミュ障】

コミュニケーション障害の略。他人とまともに話すことができない人、人見知りが激しい人などを指す。


【自宅警備員】

ニートのこと。

サービスも用語も変化が激しい

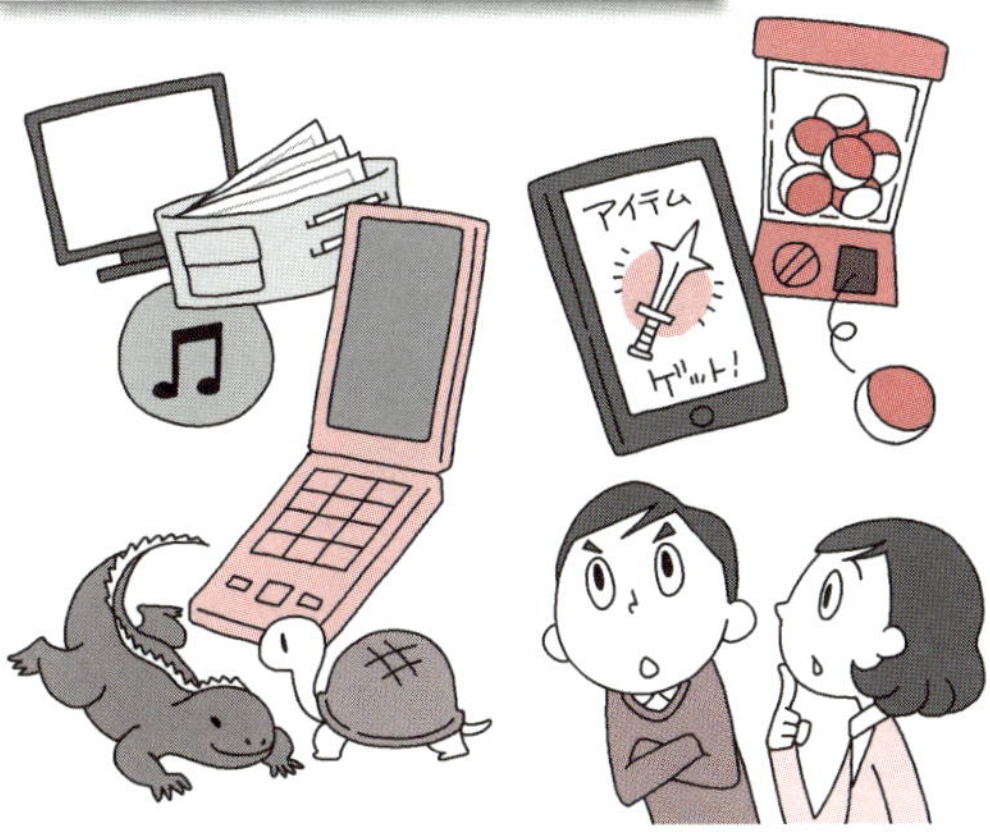

【ソシャゲ】

ソーシャルゲームの略。ソーシャルゲームはSNS上で提供されるゲームの総称。気軽に遊べるものが多く、Mobage《モバゲー》やGREE《グリー》などが有名。


【ソロ】

複数でグループ（パーティー）を組んで行うのに対して、大人数でプレイできるゲームを1人でプレイすること。


【直《ちょく》メ・直《ちょく》アド】

直メは直接メールの略語。サイト経由ではなくて、メールアドレスを交換して直接メールすること。直アドも同じ。主に出会い系サイトなどで使われる。


【チャットルーム】

チャットの参加者が集う仮想空間。チャットに参加することを「入室」、離れることを「退室」という。ハンドルネームで発言する。


【釣り】

レス（返信などの反応）を誘うため、わざとウソや作り話、相手を怒らせるようなことを書き込むこと。


【ニコ厨】

ニコニコ動画中毒の人、または空気を読まずに、無関係の場所でニコニコ動画のネタを持ち出す人。蔑称として使われることが多い。「厨房」はもともと幼稚な行いをする中学生（中坊→厨房）をあらわす言葉。ニコニコ動画の単なるユーザーに対して使われることもある。


【ネトゲ廃人】

ネットゲームにはまりすぎて、無断欠勤、失業、不登校、ひきこもりなど、社会生活を営めなくなった人。女性は「ネトゲ廃女」と呼ばれることもある。ネットゲームの世界では、ハイレベルのプレイヤーを、尊敬をこめて「廃」あるいは「廃神」と呼んだりする。


【バーチャル】

仮想世界、仮想現実。インターネット上の現実ではない世界を指す。


【パケ代】

パケ代とはパケット代の略。メールやデータの送受信の際、データを細かく分割して送るが、この分割された小さなまとまりをパケットと言う。パケット代は、接続した時間ではなく、通信した情報の量に応じて課金される。

【ペイパル（PayPal）】

世界中で普及しているインターネット決済システム。ペイパルにクレジットカード情報を登録しておくと、商品やサービスをオンラインで購入して決済する際、ペイパル経由で行われるため、売り手側にカード情報が知られることなく取引できる。

【ボイチャ】

ボイスチャット。複数人での音声による通話可能なソフトウエアの総称。仲間とリアルタイムに話し合いながら進めるゲームなどで使われる。

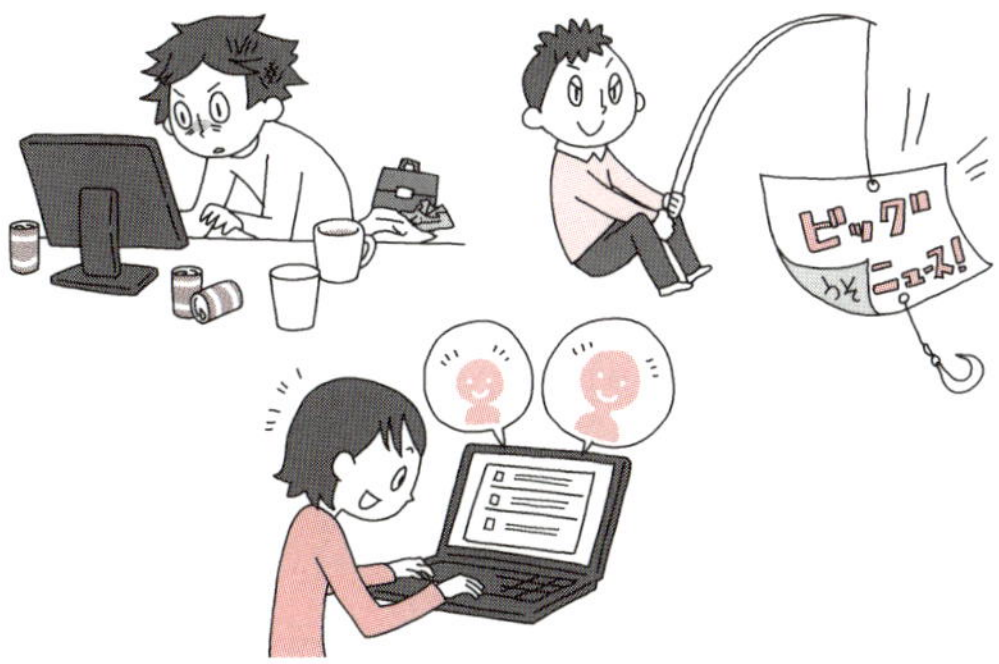

【ようつべ】

YouTubeをローマ字読みしたもので、YouTubeのこと。さらに略して「つべ」と言うこともある。

【リア充】

友人が多い、現実の予定が多いなど実生活が充実していること、あるいはそういう人。対義語は「ネト充」「非リア」。

【リアル】

現実世界。実生活。バーチャルに対して現実社会という意味で使う。

【ログ】

掲示板やチャットなどの発言記録。

【ロムる（ROMる）】

書き込み専用媒体（Read Only Memory）が語源。他人の発言を読んでいるだけで、書き込みをしないこと。

コラム 1

知っていますか？ こんなものでもネットができる！

インターネットを楽しめるのは、パソコンやスマホ、タブレットだけではありません。

現在の家庭用ゲーム機、ニンテンドー３ＤＳやＰＳＰ（プレイステーションポータブル）などのゲーム機は、ネットに接続できるようになっています。

パソコンやスマホと同じように、さまざまなサイトを閲覧できますし、撮った写真をアップロードしたり、友達とメッセージを交換したりチャットができるものもあります。

さらに、メーカーのネットショップから、ゲームソフトや追加コンテンツを購入してダウンロードすることもできます。

音楽プレーヤーにもスマホと同様の Wi-Fi 接続機能があるものもあります。

こうしたゲーム機などからのネット利用でトラブルを招く例も増えています。

どんな機能がついているのか、はじめに確かめるようにし、子どもがどんな使い方をしているのか把握するようにしましょう。

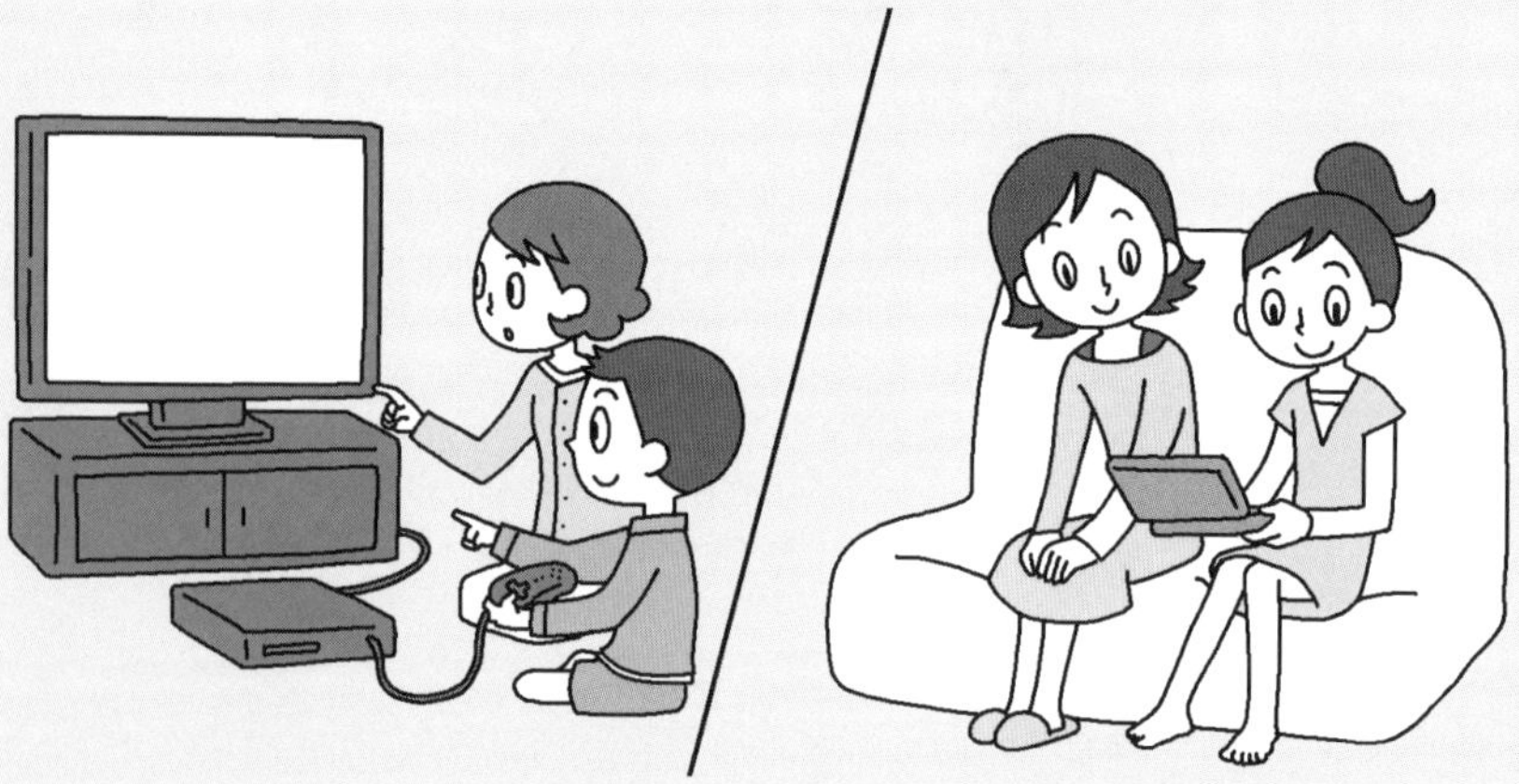

ゲーム機の機能を子どもと一緒に確かめる

第2章

なぜネットにはまるのか

趣味・嗜好と依存症の境界線

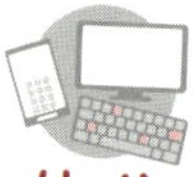

やめたくてもやめられない依存症という病気

依存とは「何かに頼って生きること」あるいは「あることをしないと満足できない状態にあること」を言います。

しかし、そういう状態にある人がすべて、依存症というわけではありません。

たとえば、赤ちゃんはお母さんに依存して生きていますが、これを依存症とは言いません。

また、歩行中でも電車の中でも音楽を聴かずにはいられない、食後はスイーツを食べずにはいられない、晩酌をしないと気がすまない、などということはよくあります。これらは、「趣味」「嗜好《しこう》」「習慣」「クセ」とも言えるもので、だれしも1つや2つは思い当たることがあるでしょう。

依存症とは、一般には趣味や嗜好の範囲を超えて、「日常生活に支障が出ている」「自分の意思でコントロールできない」場合を言います。

晩酌を欠かさないだけなら問題はありませんが、健康を損ねるまで飲み続けて、仕事もできないという場合はアルコール依存症という病気だ、と言えるでしょう。

つまり、依存症とは、ある特定の物質や行為によって快感や高揚感《こうようかん》を得て、やめなくてはいけないとわかっていても、それをくり返し行わずにはいられない状態になることです。

本書ではネットへの依存の状態が、病的な場合を「ネット依存症」と呼びます。

一般的な依存症の進行のプロセス

1. それをすると快感や高揚感を得る
2. くり返しやらずにはいられない
3. それが生活の中心になり、その刺激がないと不快な症状が出る
4. より多くの刺激を求める
5. 社会的・経済的・健康的な問題が噴出
6. やめなくてはと思ってもどうしてもやめられない

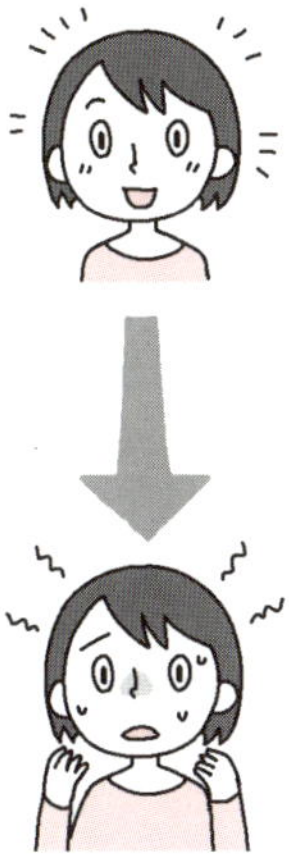

依存症という病気

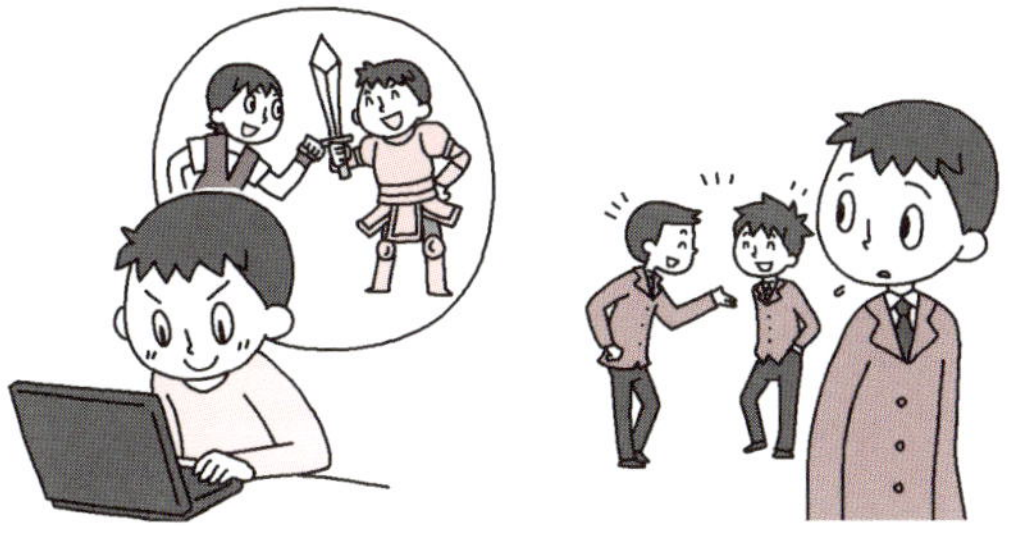

依存症になった背景を探らなければ、完治は難しい

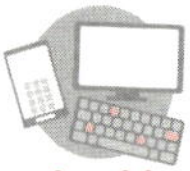

依存症は大きく2つに分けられる

依存症は、のめり込む対象によって、大きく「物質依存症」と「行動嗜癖《こうどうしへき》」の２つのタイプに分けられます。

●物質依存症

特定の物質に依存するもので、代表的なものに「薬物依存症」「アルコール依存症」「ニコチン依存症」などがあります。

最近は、抗不安薬や抗うつ薬などの病院で処方される薬物に依存する人も増えています。

●行動嗜癖

ある特定の行動のプロセスや、ある特定の人との人間関係そのものに執着して依存してしまうものです。

主なものに「買い物依存症」「ギャンブル依存症」「摂食障害」「仕事依存症（ワーカホリック）」「セックス依存症」などがあります。「ネット依存症」もこの行動嗜癖の1つです。

ただし、摂食障害のように、食べるという行為への依存と、食べものという物質への依存というように、どちらも併せ持っているタイプもあります。

これらをまとめて、医学的には「嗜癖《しへき》」あるいは「アディクション」と呼んでいますが、依存の対象が物質の場合にのみ、「〇〇依存症」と言います。

ですから、行動嗜癖の場合は、本来なら「ギャンブル嗜癖」や「インターネット嗜癖」と言うべきですが、「嗜癖」という言葉はわかりにくいため、一般には「ギャンブル依存症」「ネット依存症」などと呼ばれています。

嗜癖《しへき》のタイプ

物質依存症

特定の物質に依存するもの

- 薬物依存症
- アルコール依存症
- ニコチン依存症

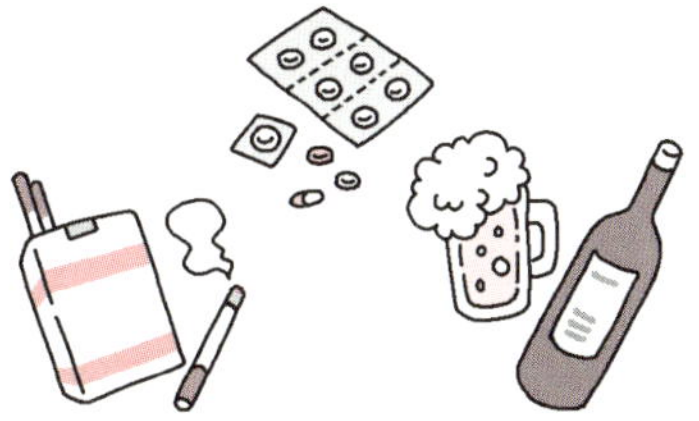

カフェインやスイーツに依存する人も
その物質自体に依存性がある場合が多い

行動《こうどう》嗜癖《しへき》

特定の行動のプロセスに依存するもの

- ネット依存症
- 買い物依存症
- ギャンブル依存症
- 摂食障害
- 仕事依存症（ワーカホリック）

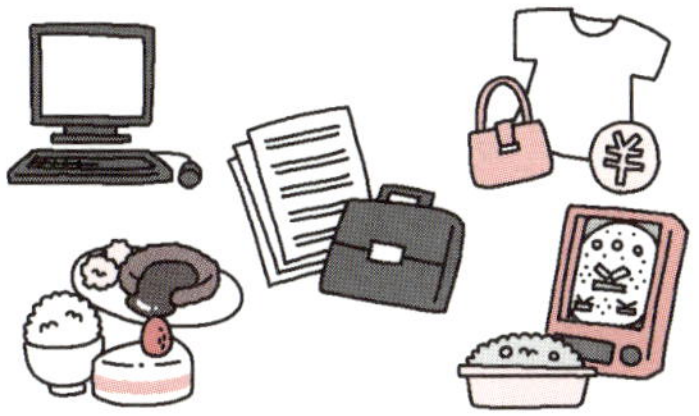

物質依存症に比べると身体への影響は少ないが、精神的な依存度が高い

特定の人との人間関係そのものに執着して依存するもの

- セックス依存症

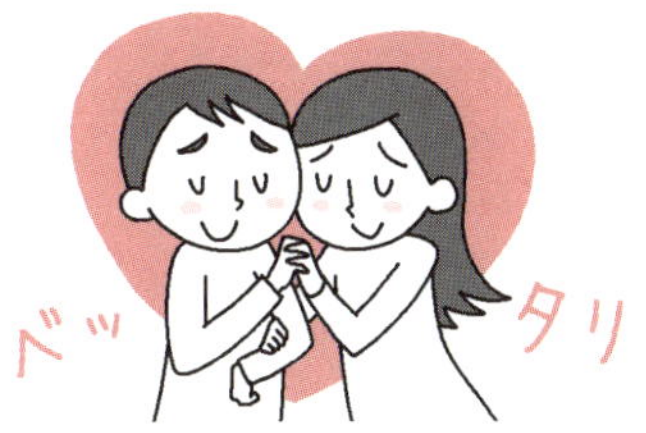

自立した人間関係を築けないストーカーも一種の行動嗜癖と考えられる

進行するとこうなる

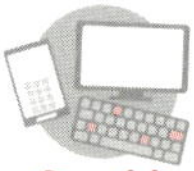

他の依存症と同じく心の病気の１つ

対象がなんであれ、それに依存してやめられなくなるのは同じです。依存症に陥った人たちは、「自分の意志が弱いからやめられないのだ」と考えがちで、周りもそのような目で見てしまいます。

でも、意志の問題ではありません。依存症はれっきとした心の病気なのです。ですから、積極的に治療しなければ治りません。また周囲が依存状態に気づいても、本人に病気だという自覚がなく、その気になればいつでもやめられると思っている場合もあります。

ネット依存症については、まだ研究が始まったばかりで、定義も診断のガイドラインも定まっていません。

またアルコール依存症や薬物依存症のように、それをやめたからと言って震えや吐き気などの目に見える身体的な離脱症状が出るわけでもありません。

しかし、「やめようとしてもやめられない」「日常生活に支障をきたしている」「健康を損ねている」などの点で、アルコール依存症やギャンブル依存症と同じ、依存症という病気の1つと考えられます。

ネット依存症を精神疾患ととらえるかどうかについては、さまざまな議論があります。アメリカ精神医学会が定める診断基準ＤＳＭ－５では「将来、医学的知見が蓄積された段階で追加されるべき診断名」として、「インターネットゲーム障害」が挙げられています。世界保健機関（ＷＨＯ）が定める診断基準ＩＣＤでも、２０１５年に発表される第11版から、正式に「ネット依存」が組み入れられる予定になっています。

このように、世界的にネット依存症への問題意識は広がっており、何らかの対策を講じるのが急務となっています。

日本国内でも患者が急増するとともに低年齢化が進み、ネット依存症は小学生にも見られるようになりました。

進行が速いのが特徴で、「そのうち飽きるだろう」などと放置していると、取り返しのつかない事態になりかねません。進学や就職にも悪影響を及ぼします。

子どもの様子をよく観察し、依存が疑われるときは早めに対処しましょう。

ネット依存症には離脱症状はない？

物質依存の場合は、その物質の摂取を中断すると、イライラや不眠、吐き気、震え、頭痛、発汗、幻覚、妄想、けいれん発作などの不快な症状があらわれます。これを「離脱症状」と言います。ネット依存症ではこのような離脱症状はないと言われますが、電池切れや圏外などでネットにつながらないと、イライラしたり意欲がなくなったりすることがあります。これを離脱症状と考える研究者もいます。

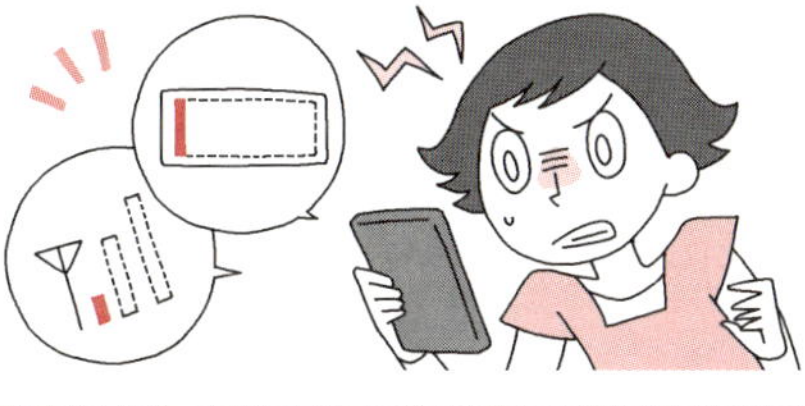

DSMとICD

どちらも精神医学の代表的な診断基準。DSMは「精神障害の診断と統計の手引き」で、日本では主に研究の際に使われることが多い。最新版の第5版は、2013年5月にリリースされている。一方、ICDは「疾病及び関連保健問題の国際統計分類」で、死因や疾病の国際的な統計基準となっている。日本で診療に使われているのはICDである。

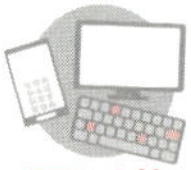

進行すると不登校やひきこもりに

どの依存症もそうですが、正常の範囲の使用か、病的な依存かの見極めが難しく、家族はつい楽観的に考えてしまいます。

ネット依存症の場合も、ちょっとやりすぎているだけと本人も親も思っているうちに、みるみる進行してしまうのです。

どこからが依存症と明確には言えませんが、一般には次のような3つの段階を踏んで、進行していくと考えられます。

● 第一段階　正常な使用

ただネットゲームやSNSが好きで楽しんでいる段階です。趣味や嗜好レベルと言えます。

宿題や手伝いなど、優先すべきことをまずやって、空いた時間で楽しみます。ネットの使用時間が2時間以内で、自分の意志でやめられる場合は、何も問題ありません。

● 第二段階　グレーゾーン

ネットにはまりかけている状態です。家にいるときは、何はさておきネットです。コントロールは難しくなっていますが、日常生活にほとんど支障はなく、学校を休むこともありません。

この段階は、習慣、クセのレベルです。子どもに心配していることを伝え、ネットの使い方について話し合いましょう。

● 第三段階　依存症

何よりもネットが最優先。勉強も食事もそっちのけで延々とやり続けます。注意しても聞き入れません。こうなると病気のレベルです。いつもイライラして親子げんかが絶えず学校も休みがちになります。この段階では迷わず専門家に相談しましょう。

ネット依存症はこんなふうに進行する

第一段階

正常な使用　　**趣味レベル**

自分の生活を豊かにするのに役立っている

- ゲームを楽しんでいる
- 約束の時間になるとやめられる
- 宿題やお手伝いなどやるべきことをやってから、ゲームをする

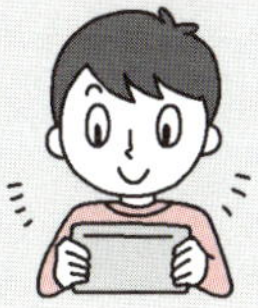

第二段階

グレーゾーン　　**習慣レベル**

ゲームにはまりかけているが、おおよそ自分でコントロールできる

- 暇さえあればゲームをしている
- ときどき、約束した時間よりゲームが長引くことがある
- 日常生活にほとんど支障は出ていない

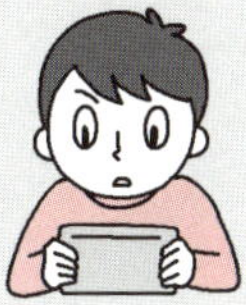

第三段階

依存症　　**病気のレベル**

さまざまな支障が出ているがやめられない

- 約束の時間を超過していつまでもゲームをやっている
- 勉強も食事もそっちのけでゲームをしている
- 注意すると逆切れする
- ネットにつなげられないとイライラする
- 成績が落ち、休むことが多くなる

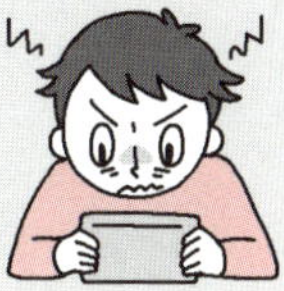

ネット依存症のタイプとメカニズム

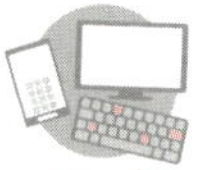

ネット依存症のタイプとは？

ネット依存症の研究はまだ日が浅く、はっきりとした依存概念も整理されていません。しかし、これまで久里浜医療センターを訪れた患者さんのデータから、ネット依存症は依存する対象によって分類して考えることができます。

依存しているのは、インターネットというツールなのか、提供されるサービスなのか、それともインターネット機器そのものなのか。依存対象によって主に次の6つのタイプに分けることができます。

● ネットゲーム（MMORPG、SNSなど）

ただ単純にネットゲームやSNSに過剰に入れ込んで、止められなくなったものです。ネットから離れられず、ひきこもり状態に至ることもあります。

ネット依存症によるひきこもりではネットがしたいあまりに、結果的にひきこもっているだけで、オンライン上では人間関係を広げ、他人と積極的にコミュニケーションをとっています。人間関係を避けているわけではありません。

ネット依存症が改善すればひきこもりも

ひきこもり

厚生労働省ではひきこもりの定義を、「さまざまな要因の結果として社会的参加を回避し、原則的には6ヵ月以上にわたっておおむね家庭にとどまり続けている状態で、統合失調症やうつ病などの精神障害が第一の原因とは考えにくいもの」としている。

解消されますが、ひきこもりが先行している場合は、ネット依存症が改善してもひきこもりは続きます。

● コンテンツ（ネットサーフィンなど）

「ゲームがしたい」といった、特定のものに対する強い思いはなく、暇つぶしから、嗜好の反映、強迫的使用へと移行するものです。動画やネットサーフィン、ネット小説などが止められず、一日中、ダラダラと画面をながめています。

● 人との関係（SNS、Facebookなど）

友達とSNSでつながっているから、スマホを手離せない。そんな中高生が増えています。勉強中も食事中も相手とのやりとりが気になります。ネットを通して誰かとつながっていないと不安で仕方がありません。

相手の反応がこわくてやめることもできず、依存へと突き進むことがあります。

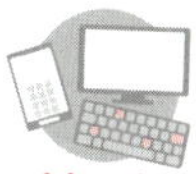

ネットのサービス以外に依存

● ネットをツールにした他の依存症（ネットギャンブル、ポルノサイト、株取引など）

ネットギャンブル、ポルノサイト、株取引など、はっきりとした依存対象があり、ネットをツールとして利用します。他の依存症からネット依存症に移行することもあります。

● ネット機器（スマホ、その他のモバイル機器）

とくに何をするわけでもないのに、スマホやほかのモバイル機器がそばにないと落ち着きません。持っていないと不安でたまらないのです。

● 複合

これまでの依存の対象が複合的に重なっているものです。たとえば、ネットゲームならゲーム＋人との関係に依存し、スマホ依存なら、ゲーム＋人との関係＋ネット機器といった具合に、依存対象が重なり合っているものです。

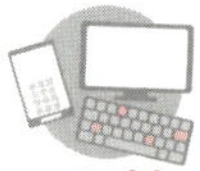

快感や陶酔感を生み出すメカニズム

ネット依存症の生物学的なメカニズムは、まだ研究が非常に少ないため、はっきりとしたことはわかっていません。

しかし、ネットゲームへの依存症は、物質依存と同じような脳内のメカニズムが関与しているのではないかと言われています。

依存症では、やめなくてはいけないと頭ではわかっていても、どうしてもやめられなくなります。

これは次のような脳の働きによるものだとされています。

ある物質やある行為によって心地良さを感じると、その刺激は脳の「快中枢《かいちゅうすう》」と呼ばれる快感を生み出す中枢に伝えられます。すると、脳の側坐核《そくざかく》という部分が活性化して、神経伝達物質の一種であるドーパミンが大量に放出されます。

これによって、快感という情報が脳全体に伝えられ、前頭連合野《ぜんとうれんごうや》の働きが活発になります。

前頭連合野は、情動や記憶、集中力、判断などに深くかかわっています。その快感が刷り込まれ、また味わいたいという気持ちが起こります。つまり、ドーパミンが出るように、行動が強化されるのです。

その行動がくり返されるうちに、脳はさらに強い刺激を求めるようになり、よりいっそう行動が強化され、ドーパミンの分泌量が増えます。

神経伝達物質

脳にはニューロン（神経細胞）が張り巡らされている。ニューロン間には隙間があり、先端のシナプスから神経伝達物質を放出することによって、別のニューロンに情報を伝える仕組みになっている。よく知られている神経伝達物質として、ドーパミンのほか、ノルアドレナリン、アセチルコリン、セロトニンなどがある。

やめたくてもやめられない悪循環

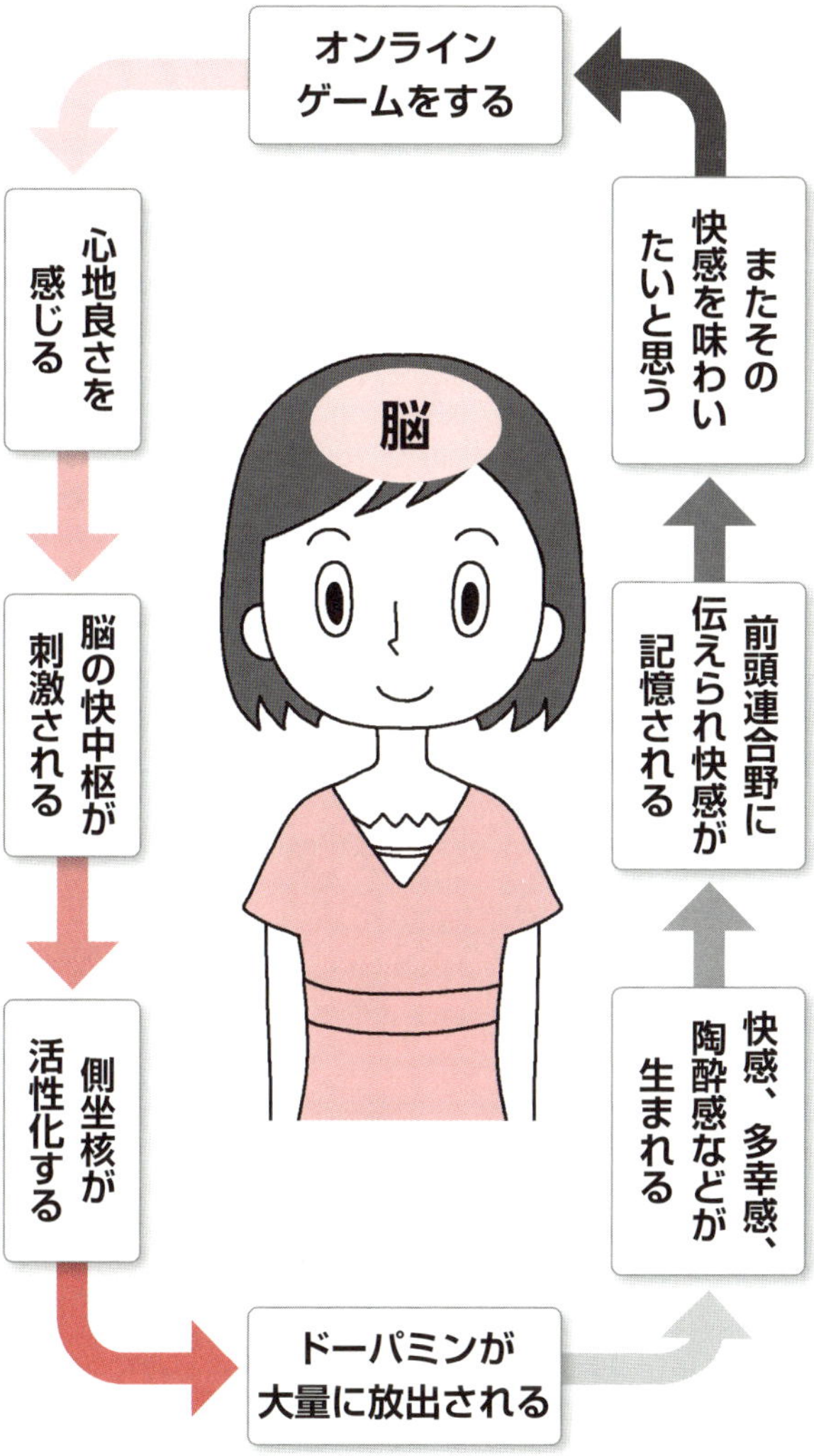
オンラインゲームをする
心地良さを感じる
脳の快中枢が刺激される
側坐核が活性化する
ドーパミンが大量に放出される
快感、多幸感、陶酔感などが生まれる
前頭連合野に伝えられ快感が記憶される
またその快感を味わいたいと思う
脳

このような悪循環に陥り、自分の意志ではやめられなくなるのです。

韓国の研究では、快感を感じにくい人がはまりやすいとの文献※もあります。

※Kim et al. NeuroReport,2011

環境から見たネット依存症

環境が依存症につながることも

家庭環境や生育環境も、依存症を引き起こす要因の1つと考えられます。

たとえばアルコール依存症では、親も依存症だったり、お酒を好きなだけ飲める環境だった、というような場合、依存症が起こりやすくなります。

それと同じように、ネット依存症も家族がどのようにネットを使用しているかが大きく影響してきます。

父親がゲーム好きでスマホを手離せな

ネット依存症を招きやすい家庭環境

- 両親が不仲
- 父親の存在感が薄い
- 親離れ子離れができていない
- 親の子どもへの共感性が乏しい

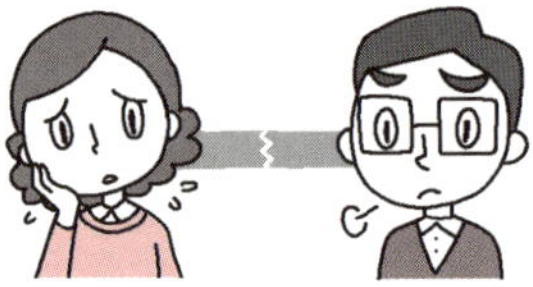

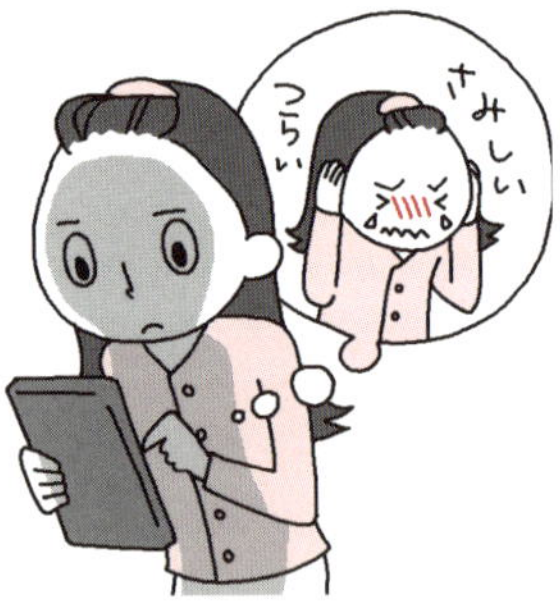

かったり、子どもが一日中オンラインゲームをしていても、何も問題に感じないなど、親のネットに対する意識が重要なポイントになります。

また、虐待や、両親の不仲なども、依存症を招きやすい環境要因だと考えられています。このような家庭環境で育った場合、いまのつらい状況から逃れようと、ネットの世界へ逃げ込む子どもたちがいます。自分の世界に閉じこもり、それが依存症につながっていきます。

また子どもの場合、問題があったとき家族が支えてくれるかどうかが、ネット依存症を乗り越えるためには重要です。

その際、一方の親が無関心であったり、両親が互いに責任を押しつけあっていると家庭内にも居場所を感じられなくなってしまいます。

韓国での研究結果　ネット依存症の４大原因

ネット依存症が早くから社会問題となっている韓国では、次の４つをネット依存症の主な要因としています。

心理的要因

低い自尊心・憂鬱・不安、疎外感、対人恐怖 など

家庭環境要因

親の権威的・放任的養育態度、家族間のコミュニケーションと信頼の不足、家庭崩壊 など

社会環境要因

厳しい学歴社会、社会的ストレス、代替となる遊び文化の不足、健康的な情報文化の未形成 など

ネット要因
（ネットそのものの特徴が要因となっている）

匿名性、利便性、即時応答性、相互作用性 など

＊子どもとメディア日韓共同フォーラムin福岡「メディア中毒からの脱出」より

生活への影響

さまざまな面で問題があらわれる

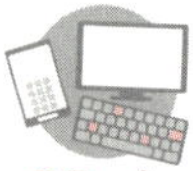

ネット依存症になると、生活にさまざまな支障が出てきます。

●健康面での問題点

長時間画面を見つめることによる視力低下、頭痛、めまい、吐き気、肩こり、腱鞘炎などの訴えが多く見られます。

さらに、ネットから離れたくないため食事がおろそかになり、栄養失調状態を起こします。成長にも影響を及ぼします。

また、運動不足のため、筋力や運動能力が著しく低下します。依存症になる前は運動部で活躍していたという子どもでも、持久力や瞬発力、柔軟性、握力など、すべてその年代の子どもの平均値以下になってしまうのです。

栄養失調と運動不足から骨粗鬆症になるリスクも高くなります。

また、重症の例ではまともに水分も食事もとらずにパソコンの前に座り続けるため、血栓が血管を詰まらせてエコノミークラス症候群を発症する恐れもあります。

●精神面での問題点

睡眠障害は、ネット依存症に陥ったほぼ

■**エコノミークラス症候群**
「静脈血栓塞栓症」、あるいは「ロングフライト血栓症」とも呼ばれる。下肢などが圧迫されてうっ血状態となり、静脈に血栓ができるもの。その血栓が肺に流れて肺動脈が詰まると、肺塞栓症となる。飛行機などの窮屈な座席に、長時間座ったままでいるときに起こりやすい。

すべての子どもに見られます。朝なかなか起きられない、日中に居眠りする、眠ろうとしても寝つけない……。

いずれも長時間のネット使用によって睡眠時間が削られたほか、自律神経のバランスが崩れたことからも起こります。これが昼夜逆転につながり、睡眠の質も悪くなります。

ネットをしているときは集中して活力に満ちていますが、現実の生活では著しく意欲が低下し、無感動、無感心になります。相手の表情を読み取ったり、自分の感情をうまく表現できなくなることもあります。思考力も低下し、自己中心的な考え方しかできません。

親にとがめられると、自分は少しやりすぎているだけでたいした問題ではないと言い張り、逆切れ状態になります。

また、感情のコントロールがきかなくなり、常にイライラして以前よりキレやすくなります。

さらには現実の社会とのかかわりが面倒になったり、常識がずれてくることもあります。

インターネットの使用と睡眠習慣

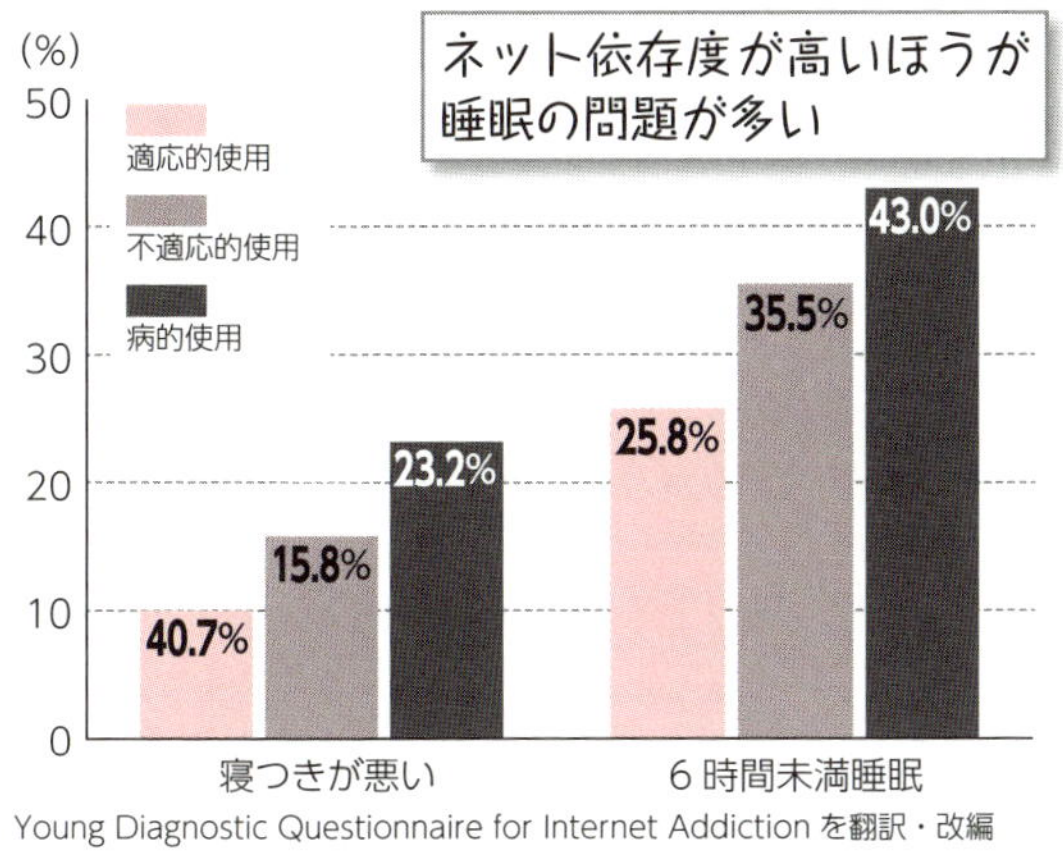

Young Diagnostic Questionnaire for Internet Addiction を翻訳・改編

＊平成24年度厚生労働省研究班調べ

学業面での問題点

遅刻が増え、授業中に居眠りすることが多くなります。学習意欲も低下し、しだいに休みがちになり、不登校やひきこもりへと発展することもあります。結果的に成績も落ちてきます。

学業不振のストレスがさらに意欲を減退させ、ネット依存に拍車がかかることもあります。

対人面での問題点

現実の世界での友達関係が希薄になり、一緒に遊ばなくなります。長期化すると、この年代で積むべき人生経験を積む機会を失ってしまいます。

その一方で、仮想世界での交友関係は広がっていき、ネット上で知り合った仲間のほうを大切に思うようになります。

自分を理解してくれるのは、彼らだけだと思い込み、ますます依存していくことがあります。

家庭での問題点

ネット以外の生活行動を大切に思わなくなります。入浴もせず、歯磨きもせず、髪はぼさぼさ、だらしないかっこうで歩き回ります。家族との会話が激減し、いつも部屋に閉じこもっています。心配して声をかけても、うっとうしがってほとんど返事もしません。

金銭感覚も変わり、小遣いの値上げを要求したり、ときには無断で家のお金を持ちだしたり、勝手にクレジットカードを使ったりすることもあります。このようなことから、親子げんかが絶えず、家庭内が暗くなってしまいます。

主な生活への影響

健康面の主な問題

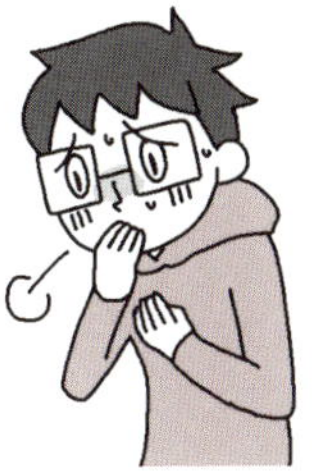

- 視力の低下、頭痛、吐き気、倦怠感など
- 体力がなくなる
- 栄養失調状態になる
- 骨粗鬆症のリスクが高くなる

対人面の主な問題

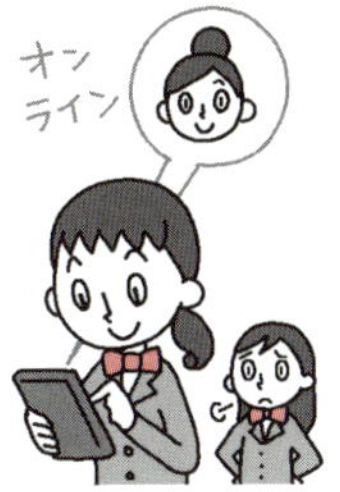

- 学校の友達と遊ばなくなる
- オンライン上の友達のほうを大切にする
- 現実の友達とのコミュニケーションが取りにくくなる

学業面の主な問題

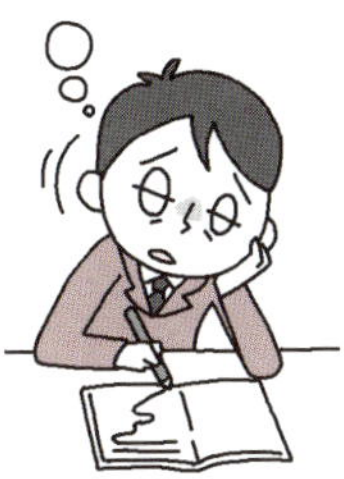

- 遅刻、授業中の居眠りが増える
- 学習意欲が低下し、成績が落ちる
- 不登校になる

家庭での主な問題

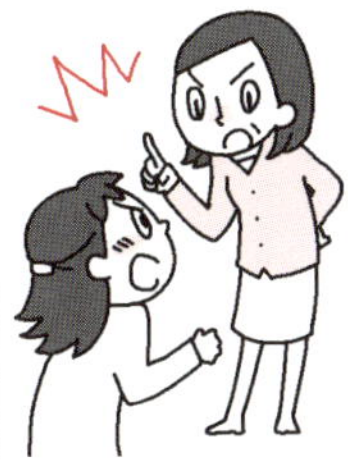

- 生活習慣が乱れる
- 家族との会話が激減する
- 話がかみ合わない
- 親子げんかが増える
- 金遣いが荒くなる

精神面の主な問題

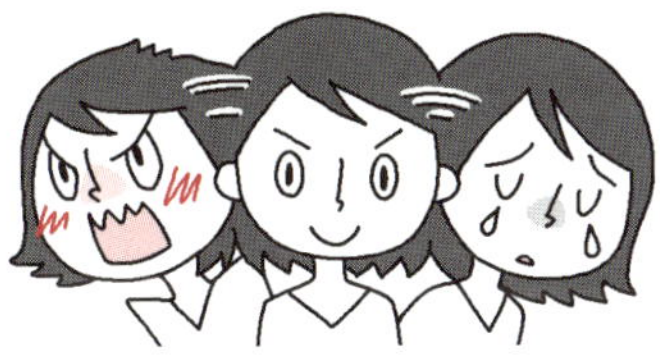

- 眠れなくなる
- 感情のコントロールができなくなる
- 現実世界では無気力になる
- いつもイライラしている
- キレやすく攻撃的になる
- 現実の社会とかかわるのが面倒になる
- 常識がずれてくる

依存症とともにあらわれる病気

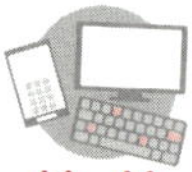

依存症に多い 他の精神障害との合併

依存症に陥っている人は、他の精神障害を合併しているケースが多く、それが回復を遅らせる要因になっています。ネット依存症にも同様の傾向が見られ、韓国のある研究※では、ネット依存者の75％が他の精神障害を併発しているという結果が出ました。

台湾やベルギー、アメリカなどの研究でも、ネット依存症は他の精神疾患との合併が多く認められると、報告されています。

特にＡＤＨＤ（注意欠陥多動性障害）や発達障害の有病率が高く、不安障害、うつ病、強迫性障害、双極性障害なども見られます。

これらの病気や障害の多くはネット依存症のリスクを上げていると思われますが、逆にネット依存症のために二次的にこれらの症状が引き起こされていると思われるものもあります。

また、ネット依存症の治療中に、隠れていた病気や障害が明らかになるケースもあります。こうしたことが生きづらさにつながり、ネット依存症を招いていたケースでは病気や障害への対処も必要となります。

※Ha et al.J Clin Psychiatry,2006

ＡＤＨＤ（注意欠陥多動性障害）

ＡＤＨＤは、ネット依存症に合併する割合が非常に高くなっています。

ＡＤＨＤには、注意力がない、じっとしていられない、衝動的に動いてしまうなどの特徴があり、そうしたことからしかられることが多く、生きづらさを感じてネットに依存することがあります。

その一方で特定の物事にこだわり、驚異的な集中力を発揮することもあります。それがネット上のコンテンツに向かった場合、依存症までまっしぐらに突き進むことになりがちです。

発達障害

アスペルガー症候群は相手の気持ちを読み取ることが苦手で、ほどよい距離感を保つことができません。

人とのコミュニケーションがうまくいかず、ネット上に友達を求めて依存症になってしまうことがあります。

子どもだけではなく親自身もＡＤＨＤや発達障害の疑いがあるケースもあり、それがどのような影響を与えているのか、今後の研究課題の1つとなっています。

ネット依存症に合併しがちな精神障害

- ＡＤＨＤ
- 発達障害
- うつ病
- 不安障害
- 強迫性障害
- 双極性障害

など

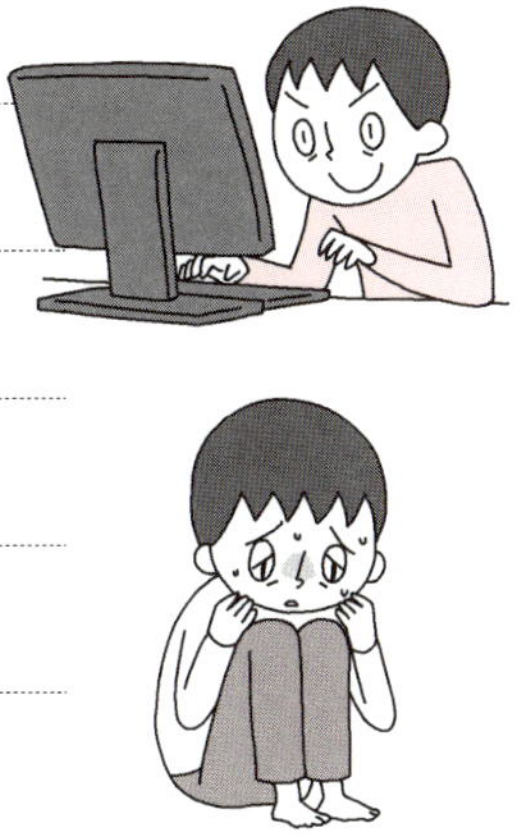

不安障害

過剰な不安や恐怖におびえる疾患です。これといった理由もないのにさまざまな不安にとらわれる全般性不安障害、突然パニック発作におそわれるパニック障害、人前に出ると極度に緊張する社交不安障害などがあります。

このうち、ネット依存症によく見られるのは、社交不安障害です。思春期に発症することが多く、人前に出ると緊張のあまり、動悸や震え、めまい、吐き気などにおそわれます。

このような苦痛から逃れるため、また他人にそれを悟られたくないため、しだいに現実の人との接触を避けるようになります。

それであっても他者と接したい、認められたい気持ちがないわけではありません。傷つきにくいネットの世界に依存するようになります。

うつ病

元気がなくなり、ふさぎこむことが多くなります。口数が減って、笑顔もほとんど見せなくなり、何事も面倒くさそうにします。集中力や気力が低下するため、成績も落ちてきます。不眠などの睡眠障害があらわれることもあります。睡眠障害は多くの精神疾患の初期症状です。

うつ病とは気づかず、このような状態から逃げるため、あるいは気晴らしのつもりでネットに没頭することがあります。

逆に、ネット依存症になってしまい、そのために自分が置かれている状況や生じた借金などから、うつ病を発症するケースもあると考えられます。

パニック発作
突然に激しい不安や恐怖におそわれ、呼吸困難や動悸、めまい、吐き気、手足の震えなどの症状があらわれる。多くの場合、20～30分でおさまる。くり返しこのような発作が起こるため、また起こったらどうしようという不安にとらわれ、発作が起きた場所に行けなくなることもある。

強迫性障害

意味のないことだとわかっていても、ある行為や考えにとらわれて、それをやらずにはいられなくなるものです。

たとえば、ばい菌だらけのような気がして手をしつこく洗い続けたり、カギをかけたかどうか気になって何度も何度も確かめたりします。そのために多くの時間を費やし、他のことができなくなってしまいます。

本人も苦痛を感じているのですが、どうしてもやめられません。

双極性障害

かつては「躁うつ病」と呼ばれていたもので、気分が異常に高揚する躁状態と、気分が落ち込むうつ状態をくり返します。

躁状態のときは、元気いっぱいに活動し、夜眠らなくても平気です。大胆な行動をとることもあります。また感情のコントロールがきかず、激しく怒るなどの症状もあります。

うつ状態になると一転してふさぎ込み、無気力状態になります。

思春期までうつ病だった子が、思春期以降に躁病も発症するケースもあります。

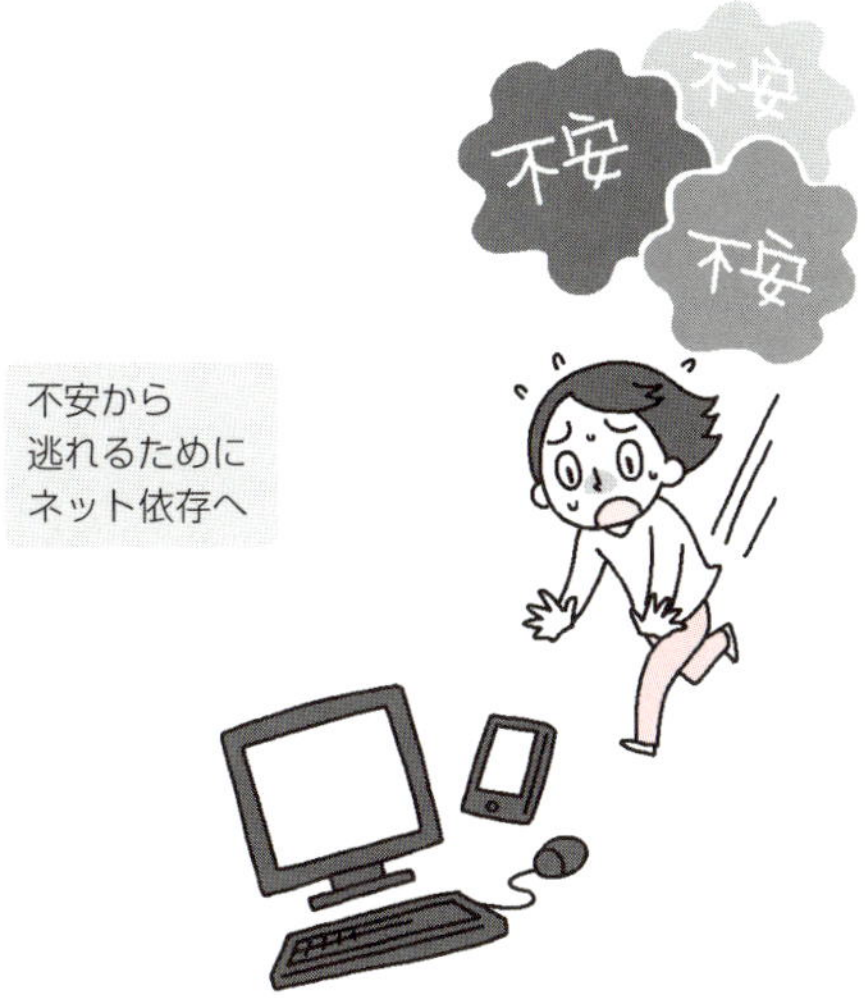
不安
不安
不安
不安から
逃れるために
ネット依存へ

依存の連鎖「クロスアディクション」

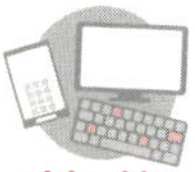

複数の依存症に苦しむことも

さまざまな依存症がありますが、依存の対象は1つだけとは限りません。いくつかの依存症を併せ持っている人もいます。これを「クロスアディクション」と呼びます。アディクションとは「嗜癖《しへき》」のことで、これについては前に説明しました。

同時に複数の依存症を抱えることもあれば、ある依存症から別の依存症へと移行することもあります。

たとえば男性では、仕事依存症からアルコール依存症へ、さらにギャンブル依存症へと移行していくケースが多く見られます。

女性は、思春期に摂食障害に陥り、その後アルコール依存症や薬物依存症を併発するケースが多いようです。

対象は異なっても、依存症になるメカニズムは同じです。ですから、もともと依存症のリスクの高い人は、年齢や状況に応じて、さまざまな依存症を引き寄せてしまうのです。

その背景にあるのは寂しさや空虚感、自己肯定感の低さです。

依存症の治療では、この心の隙間を埋めて自己肯定感を持てるように導くことが重要なのであって、表面にあらわれた依存対象を断つだけでは、本当の意味での治療にはなりません。

ネットを断って一見ネット依存症はおさまったように見えても、形を変えて他の依存症が頭をもたげます。依存症の治療が難しいゆえんです。

ただし、ネット依存症の場合はクロスアディクションになるケースは少なく、あくまでも形を変えて別の依存症があらわれると考えられています。

日本人に多いギャンブル依存症

ギャンブル依存症は、パチンコやスロットマシン、競馬などにのめり込み、どうしてもやめられなくなるものです。

対象はパチンコとスロットマシンにはまる人が多く、最近は主婦の間にも広がっています。

厚生労働省研究班の調査によると、実は諸外国に比べて日本の有病率は圧倒的に高く、男性 9.6%、女性 1.6%となっています。経済的に困窮して借金をくり返すような状況でも抜け出すことができません。破産や自殺企図も少なくない深刻なものなのです。

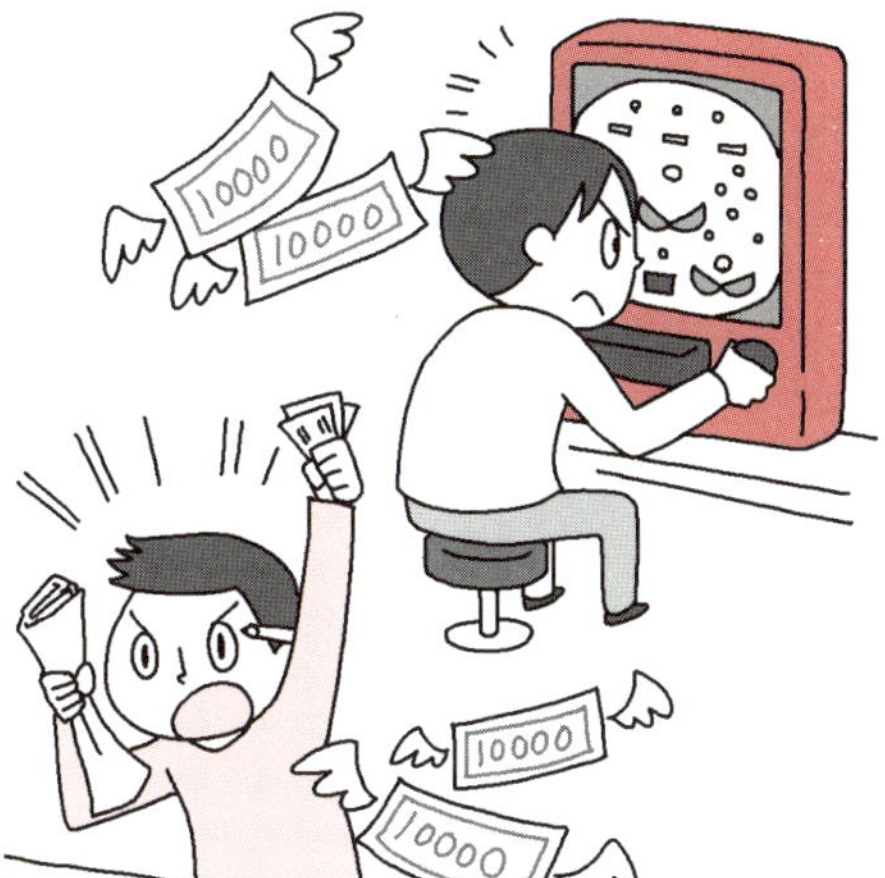

自己肯定感
自分は「かけがえのない大切な人間だ」と思えること。幼少期に親から十分な愛情を受け、ありのままに受け入れてもらった子どもは、この感覚が育つといわれている。自己肯定感が高い子は、何事にも意欲的で精神的にも安定している。一方、低い子は自分に自信がなく、萎縮しがち。

ネットにはまってしまうわけ

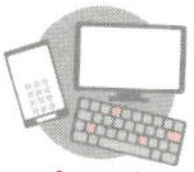

ネット依存症を招く本人側の要因と環境要因

どんな人がネット依存症になりやすいか、という問いに対してはまだ多くの研究を待つ必要があります。

ネット依存症の患者さんの多くはごく普通の若者です。割合としてゲームや勝負事が好きな人が多いようです。現実世界での友達が少なく他の人とのつながりが希薄な人も目立ちます。

ＡＤＨＤ、発達障害、またこれらにあらわれる特徴が共通する人も多く見られます。

このように本人の特質がネット依存症の要因となっている場合があります。

また、環境もまた要因となり得ます。友達や兄弟に誘われてゲームを始めたのが発端で本人がはまってしまった例などです。

学校や家庭にネットの過剰使用を容認する風潮がある場合もネット依存症になりやすくなります。現実世界に自分の力を発揮する場がないというケースもネット依存症になりやすい環境です。

両親が甘い、父親が不在または家庭内での力が弱いなど、子どもの行動をコントロールできない状態になっている場合も大きな要因になります。ネット業界の依存しやすいサービスのしくみや過剰な宣伝も環境要因と言えるでしょう。

ネット依存症へと導く2つの効果

これらの要因のほか、正の強化効果、負の強化効果が挙げられます。

正の強化効果とは、それを行うことによって快感や満足を覚え、その行動が強化されることを言います。ゲームやネットが好きで楽しいから、もっとしたいと思うのです。逆に負の強化効果とは、不快な思いや不安を避けるために、その行動が強化されるものです。ネットをやめるとつらい現実に直面しなくてはならなかったり、ネットに時間を費やしてしまったという自己嫌悪、もしくはネットをやめるとイライラするなどの理由から、ますますネット使用という行動が強化されるのです。

ネットにはまるわけ

正の強化効果

＋

負の強化効果

↓

ますますネットがやめられない

- とにかくワクワクする
- 達成感や高揚感を味わえる
- 仲間との連帯感を味わえる
- ストレスが解消できる
- 交流の輪がどんどん広がる

- ネットができないとイライラして落ち着かない
- イヤな現実に直面する
- 自己嫌悪

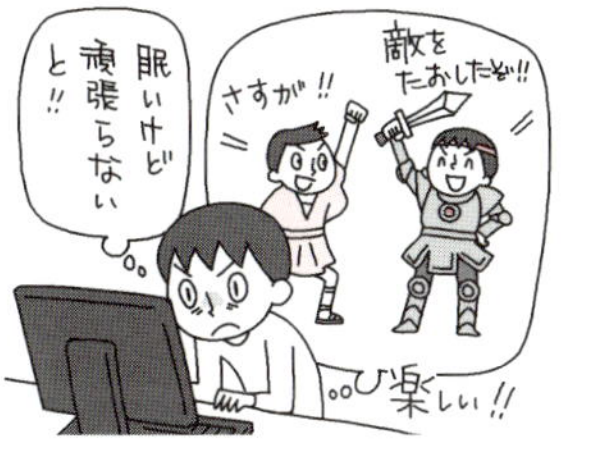
眠いけど頑張らないと!!
さすが!!
敵をたおしたぞ!!
楽しい!!

正の強化効果

アメリカの心理学者スキナーのネズミの実験が有名。空腹のネズミを箱に入れ、ブザーが鳴ったときにレバーを押したらエサを与える。すると、ネズミはブザーに反応して、レバーを押すようになり、その回数が増えていく。エサによって、レバーを押すという行動が強化されたのである。

状況から見るネット依存症

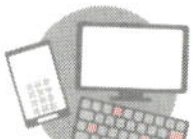

ネット依存症に陥りやすい状況は？

中高生に限らず、人がネット依存症に陥りやすい「状況」があります。次のような状況では、ネット依存症に陥りやすくなります。

● 時間が自由になる

学生や主婦、高齢者は、ネット使用を暇つぶしに始め、いつのまにか習慣になるケースが多いようです。

時間の制約が少なく、自己管理ができないと、長時間使い続けてしまいます。

中高生では、部活動をやめたときや、入試がすんで受験勉強をしなくてもよくなった、というタイミングでネット依存症になったというケースがよく見られます。羽を伸ばしたい時でもありますが、生活の変わり目こそ、規則正しい生活を心がけ、少なくとも睡眠時間は確保しましょう。

ネットの使用時間を把握し、長時間使い続けないように注意する必要があります。

● 孤立しがち

悩んだりしたとき相談相手がいない、他人とうまくコミュニケーションがとれないなど、孤立しがちな人は、傷ついたり寂しい思いをしたりすることも多く、現実世界での人間関係を避けるようになります。

しかし、心の中では誰かとつながりたいという強い欲求を持っています。それを満たそうとして、ネットに逃げ込み依存してしまうのです。

人間関係のストレスを避けたい気持ちと、他人から傷つけられることなくコミュニケーションを交わしたいという気持ちがネットの世界では満たされるように思えるのでしょう。

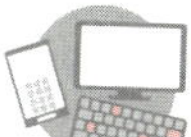

性別による違いは？

ネット依存症で久里浜医療センターを訪れる患者は、女性よりも男性のほうが5〜6倍多くなっています。これは、男性ネット依存症患者に多い依存対象がオンラインゲームで、自宅など限定的な場所で行われるため、女性に多いスマホなどを使用した依存症より、不登校など生活への影響が早くあらわれ、家族が依存症に気づきやすいためだと考えられます。

一方、既出の厚生労働省研究班の調査によると、成人では、ネット依存症へのなりやすさに男女差はあまり見られませんでした。また、2012年の中高生対象の実態調査（22ページ）では、男子よりも女子のほうが病的使用の比率が高くなっています。

ネット依存症のあらわれ方や、依存の対象となるものに男女の傾向の違いはありますが、ネット依存状態への陥りやすさにははっきりした違いはないようです。

ネット依存度チェック

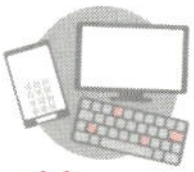

インターネット依存度テスト

ネット利用そのものの歴史が浅く、ネット依存症の定義も診断・治療のガイドラインも、現時点では、まだはっきり定まっていません。

この問題にいち早く着目し、ネット依存度テストを開発したアメリカの心理学者キンバリー・ヤング博士は、次のように定義しています。

「インターネットに過度に没入してしまうあまり、コンピューターや携帯電話が使用できないと何らかの情緒的苛立《いらだ》ちを感じること、また実生活における人間関係を煩《わずら》わしく感じたり、通常の対人関係や日常生活の心身状態に弊害が生じているにもかかわらず、インターネットに精神的に嗜癖《しへき》してしまう状態」

つまり、ポイントは次の2点です。

❶明確な身体や心の健康問題が生じている。

❷明確な家族的、社会的問題が生じている。

次にご紹介するのは、世界的によく用いられているスクリーニングテストです。

「キンバリー・ヤング博士の8項目から

なる診断質問票」はギャンブル依存症の診断ガイドラインをベースにしたものです。

「インターネット依存度テスト（ＩＡＴ）」は世界でもっとも使われているテストです。年齢に関係なく使用できます。

「インターネット依存自己評価スケール（青少年用）Ｋ－スケール」は対象者によって評価が細分化されています。

いずれかのスクリーニングテストで、まずは自己診断をしてみましょう。

キンバリー・ヤング博士の８項目からなる診断質問票 DQ（Diagnostic Questionnaire）

厚生労働省の研究班が全国の中高生を対象に行った「インターネット依存」に関する実態調査で使用されたもの。あてはまる項目が5つ以上ある人は、ネットへの依存度が高いと考えられます。

1	あてはまる（1点）	2	あてはまらない（0点）

1	あなたはインターネットに夢中になっていると感じますか？（例えば、前回にネットでしたことを考えたり、次回することを待ち望んでいたり、など）	
2	満足を得るために、ネットを使う時間をだんだん長くしていかねばならないと感じていますか？	
3	ネット使用を制限したり、時間を減らしたり、完全にやめようとしたが、うまくいかなかったことがたびたびありましたか？	
4	ネットの使用時間を短くしたり、完全にやめようとしたとき、落ち着かなかったり、不機嫌や落ち込み、またはイライラなどを感じますか？	
5	使いはじめに意図したよりも長い時間オンラインの状態でいますか？	
6	ネットのために大切な人間関係、学校のことや、部活動のことを台無しにしたり、危うくするようなことがありましたか？	
7	ネットへの熱中のしすぎを隠すために、家族、学校の先生やその他の人たちにうそをついたことがありましたか？	
8	問題から逃げるために、または、絶望的な気持ち、罪悪感、不安、落ち込みなどといった嫌な気持ちから逃げるために、ネットを使いますか？	

＊ Kimberly Young Cyberpsychol Behav,1998
＊翻訳者：鳥取大学　尾崎米厚教授

0～2点	適応的使用
3～4点	不適応使用
5点以上	病的使用

（0～8点で評価）

インターネット依存度テスト（IAT）

利用する機器は、パソコン、携帯電話、スマートフォン、ゲーム機などオンラインで使用するすべてを含みます。次の 1 から 5 の回答の中から、最もあてはまる番号を 1 つ選んでください。自分に関係のない質問であれば「全くない」を選びます。以下の点数を合計し、判定しましょう。

						1	2	3	4	5
1	全くない（1 点）	2	まれにある（2 点）	3	ときどきある（3 点）					
4	よくある（4 点）	5	いつもある（5 点）							
1	気がつくと思っていたより、長い時間インターネットをしていることがありますか。									
2	インターネットをする時間を増やすために、家庭での仕事や役割をおろそかにすることがありますか。									
3	配偶者や友人と過ごすよりも、インターネットを選ぶことがありますか。									
4	インターネットで新しい仲間を作ることがありますか。									
5	インターネットをしている時間が長いと周りの人から文句を言われたことがありますか。									
6	インターネットをしている時間が長くて、学校の成績や学業に支障をきたすことがありますか。									
7	他にやらなければならないことがあっても、まず先に電子メールをチェックすることがありますか。									
8	インターネットのために、仕事の能率や成果が下がったことがありますか。									
9	人にインターネットで何をしているのか聞かれたとき防御的になったり、隠そうとしたことがどれくらいありますか。									
10	日々の生活の心配事から心をそらすためにインターネットで心を静めることがありますか。									

11	次にインターネットをするときのことを考えている自分に気がつくことがありますか。					
12	インターネットのない生活は、退屈でむなしく、つまらないものだろうと恐ろしく思うことがありますか。					
13	インターネットをしている最中に誰かに邪魔をされると、いらいらしたり、怒ったり、大声を出したりすることがありますか。					
14	睡眠時間をけずって、深夜までインターネットをすることがありますか。					
15	インターネットをしていないときでもインターネットのことばかり考えていたり、インターネットをしているところを空想したりすることがありますか。					
16	インターネットをしているとき「あと数分だけ」と言っている自分に気がつくことがありますか。					
17	インターネットをする時間を減らそうとしても、できないことがありますか。					
18	インターネットをしていた時間の長さを隠そうとすることがありますか。					
19	誰かと外出するより、インターネットを選ぶことがありますか。					
20	インターネットをしていないと憂うつになったり、いらいらしたりしても、再開すると嫌な気持ちが消えてしまうことがありますか。					

合計	点

＊出典: CAUGHT in the NET
＊開発者Kimberly Young博士からライセンスを得て翻訳・使用
＊翻訳者: 久里浜医療センターTIAR
＊バックトランスレーションによる妥当性確認: Michie Hesselbrock教授（米国コネチカット大学）

◯依存度の判定

20～39点	平均的なオンライン・ユーザー（ネット利用者）です。
40～69点	インターネットによる問題があります。インターネットがあなたの生活に与えている影響について、よく考えてみてください。
70～100点	インターネットがあなたの生活に重大な問題をもたらしています。すぐに治療の必要があるでしょう。

インターネット依存自己評価スケール（青少年用）K- スケール

以下の 15 の各質問について、最もあてはまるものを選んでください。選んだら、総得点、A要因（ネットの過剰使用による社会的機能障害）、B要因（ネットの過剰使用に伴う心理的離脱症状または負の気分）、C要因（ネット使用のコントロール障害）ごとに点数を合計し、それぞれの点数を判定しましょう。

1	全くあてはまらない（1 点）	2	あてはまらない（2 点）
3	あてはまる（3 点）	4	非常にあてはまる（4 点）

ただし、項目番号 9 番、10 番、13 番、14 番は、次のように逆に採点する

1	全くあてはまらない（4 点）	2	あてはまらない（3 点）
3	あてはまる（2 点）	4	非常にあてはまる（1 点）

		1	2	3	4
1	インターネットの使用で、学校の成績や業務実績が落ちた。				
2	インターネットをしている間は、よりいきいきしてくる。				
3	インターネットができないと、どんなことが起きているのか気になってほかのことができない。				
4	“やめなくては”と思いながら、いつもインターネットを続けてしまう。				
5	インターネットをしているために疲れて授業や業務時間に寝る。				
6	インターネットをしていて、計画したことがまともにできなかったことがある。				
7	インターネットをすると気分がよくなり、すぐに興奮する。				
8	インターネットをしているとき、思い通りにならないとイライラしてくる。				
9	インターネットの使用時間をみずから調節することができる。				
10	疲れるくらいインターネットをすることはない。				
11	インターネットができないとそわそわと落ち着かなくなり焦ってくる。				
12	一度インターネットを始めると、最初に心に決めたよりも長時間インターネットをしてしまう。				
13	インターネットをしたとしても、計画したことはきちんと行う。				
14	インターネットができなくても、不安ではない。				
15	インターネットの使用を減らさなければならないといつも考えている。				

＊開発者韓国情報化振興院（National Information Society Agency）より許可を得て翻訳・使用

＊翻訳者: 久里浜医療センターTIAR

＊バックトランスレーションによる妥当性確認: Sungwon Roh博士（ソウル国立病院精神保健研究部長）

依存レベルの判定と対策

高リスク使用者				
中高生	判定	総得点が以下に該当するか、または、3 つの要因別得点のすべてが以下に該当する場合		
	総得点	44 点以上	要因別得点	A 要因 15 点以上　B 要因 16 点以上　C 要因 17 点以上
	評価と対策	インターネット依存傾向が非常に高いです。専門医療機関などにご相談ください。		
小学生	判定	総得点が以下に該当するか、または、3 つの要因別得点のすべてが以下に該当する場合		
	総得点	42 点以上	要因別得点	A 要因 14 点以上　B 要因 13 点以上　C 要因 13 点以上
	評価と対策	インターネット依存傾向が非常に高いです。専門医療機関などにご相談ください。		

潜在的リスク使用者				
中高生	判定	総得点または要因別得点のいずれかが以下に該当する場合		
	総得点	41 点～ 43 点	要因別得点	A 要因 14 点以上　B 要因 12 点以上　C 要因 12 点以上
	評価と対策	インターネット依存傾向が非常に高いです。専門医療機関などにご相談ください。		
小学生	判定	総得点または要因別得点のいずれかが以下に該当する場合		
	総得点	39 点～ 41 点以下	要因別得点	A 要因 13 点以上　B 要因 12 点以上　C 要因 12 点以上
	評価と対策	インターネット依存に対する注意が必要です。インターネット依存に陥らないよう節度を持って使用してください。		

一般使用者				
中高生	判定	総得点および要因別得点のすべてが以下に該当する場合		
	総得点	40 点以下	要因別得点	A 要因 13 点以下　B 要因 11 点以下　C 要因 11 点以下
	評価と対策	インターネットが健全に使用できているか、自己診断を続けましょう。		
小学生	判定	総得点または要因別得点のいずれかが以下に該当する場合		
	総得点	38 点以下	要因別得点	A 要因 12 点以下　B 要因 11 点以下　C 要因 11 点以下
	評価と対策	インターネットが健全に使用できているか、自己診断を続けましょう。		

総得点および要因（依存を構成する要因）別得点

総得点	1 ～ 15 番の合計点	点	A 要因	1・5・6・10・13 番の合計点	点
B 要因	3・8・11・14 番の合計点	点	C 要因	4・9・12・15 番の合計点	点

コラム 2

ネット依存症　海外の実態

若者のネット依存症は世界的な問題となっています。2011年、イギリスでは「Kidscape」という児童慈悲団体が、イギリス全土の11歳～18歳の若者２３００人を対象に、ネット利用の調査を行いました。

すると、８人に１人が自分の年齢や容姿を偽りながら見知らぬ人とネットを通してつながっていることがわかりました。

さらに、45%の若者が「ときおり、現実世界よりネット世界にいる方が幸せだと感じる」と回答。社会に大きな衝撃を与えたのです。

アジア各国でも、若者のネット依存症が増加しているという事情は同じです。韓国では、若者のオンラインゲーム依存の深刻化を受けて、２０００年初頭から国を挙げて対策に取り組んでいます。

24時間相談可能のホットラインの開設、ネット依存相談センターの設置、ネット依存治療病院の指定などのほか、２００７年からネット環境がまったくない中で11泊12日を過ごす、レスキュースクールがスタート。

２０１１年には16歳未満の子どもは、午前０時から６時まではネットにアクセスできない「強制的シャットダウン制度」を導入しました。

中国でも、２００５年にインターネット依存症の若者のための政府のクリニックが設置され、２００８年には「インターネット中毒診断基準」が作成されました。これによって、中国ではインターネット依存症は精神疾患とみなされることとなりました。

日本でも社会全体による早急な対策が望まれます。

第3章

ネット依存症から救うための環境づくり

そのとき家族は…
家族の悩みと不安

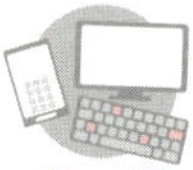

子どもが ネット依存症になると

子どもがネット依存状態になったら、当然家族は戸惑い、心配したり、腹を立てたりします。

親としては、「いい加減にしなさい！」「ちゃんとご飯を食べなさい」「ネットばかりやっていないで勉強しなさい」と叱りつけたくもなるでしょう。

しかし、ネットのとりこになっている子どもには、このような言葉は届きません。こう言われれば言われるほど、「うるさい！」「ほっといて」と反発します。

親が叱責をくり返すと、子どもはますます対話を避けるようになり、反抗して暴言を吐いたり、ときには暴力を振るったりすることもあります。

「いくら言っても聞かないのだからしかたがない」「そのうち気づくだろう」と、問題を先送りにしたり、腫れ物に触るように接することは、事態を悪くしてしまうこともあります。

問題が長期化すると家族も心身ともに疲労してしまいます。

また、自分の育て方が悪かった、小さい

ネット依存症患者の家族に聞いたネット依存症になった頃の状態

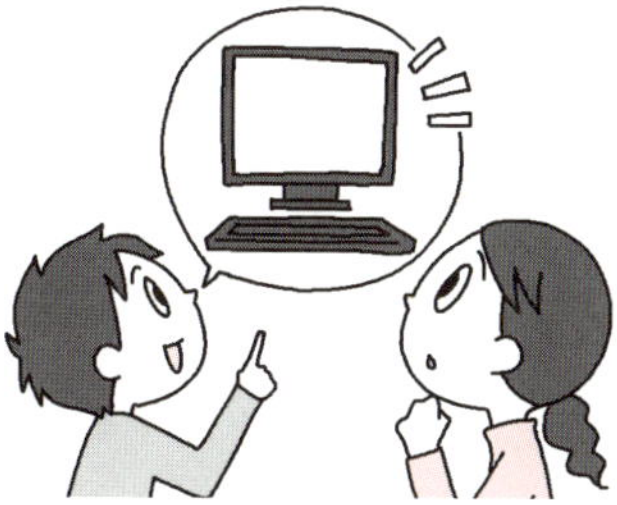

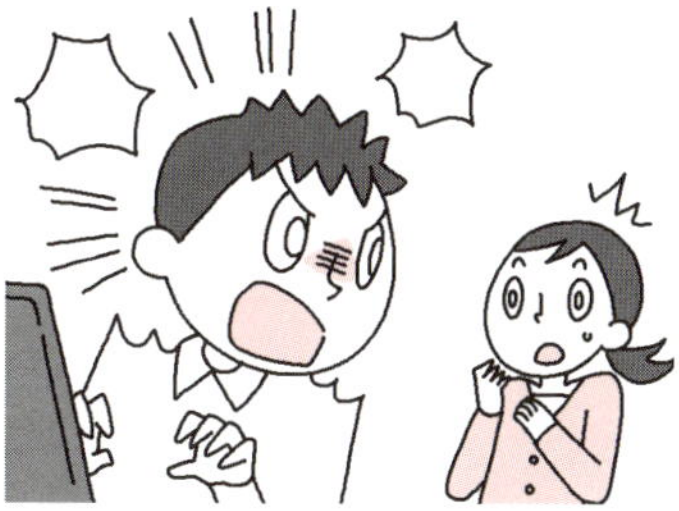

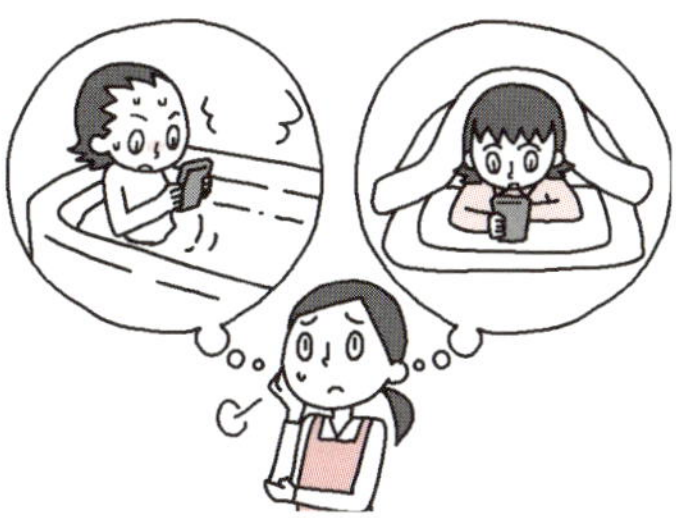

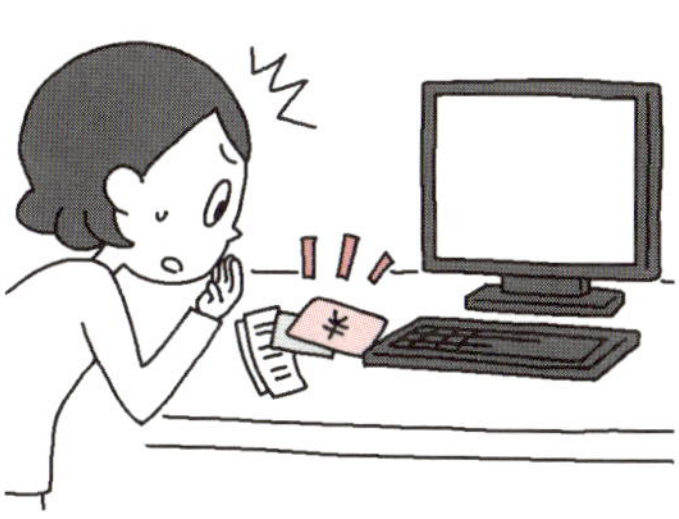

興味

- 誕生日やクリスマス、進学祝いに何が欲しいか尋ねると、必ずパソコン関係のものを要求されるようになった
- 今までためた貯金を崩して、パソコンを購入したいと言い出した

言動・態度

- ネットの使用中にやめるように声をかけたら、人が変わったような目つきをして怒鳴り返してきた
- パソコンを取り上げたら暴力を振るい、暴れて部屋のものをめちゃくちゃにした
- しばらくネットを取り上げていたら、そのうち無気力になり、それが何日も続いた

隠し事

- 昨夜何時までネットをやっていたのか聞くと、ウソをつくようになった
- 風呂場やトイレ、布団の中に隠れてネットをしているのを見つけたことがある

お金の使い方

- 小遣いが入るとすぐにコンビニに行って、電子マネーに換えてくるようになった
- 子どもの部屋で電子マネーの領収書をたくさん見つけた
- タンス預金や貯金箱のお金がなくなった

学校で

- 保健室の利用が増えた
- 登校を渋るようになった

ときからゲームをさせたのがいけなかったなどと自分を責め、ときには親のほうがうつ状態に陥ってしまうこともあります。

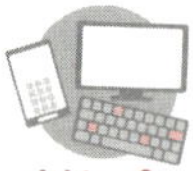

金銭的なトラブルで悩むことも

もともと子どもは善悪の判断が未熟ですが、ネット依存状態のためにより判断が鈍くなりトラブルを招くことがあります。

ネット使用を制限するためにパソコンを取り上げたら、親の財布からお金を盗んでネットカフェに入り浸るようになった、お金の管理をしっかりするようにしたら今度はネットカフェでの無銭飲食（利用）で補導されてしまった、という例もあります。

また、勝手に親のクレジットカード情報を使って決済するケースもよく耳にします。後日、高額のゲーム利用料金の請求書がきて、親は初めて気づくのです。

国民生活センターの発表によると、オンラインゲームに関する相談件数は、年々増加し、２０１２年度は２００９年度の約４倍にも増加しています。２０１３年度も同様に増えています。

また、オンラインゲームにかかわる、年間の契約購入金額の平均値は、相談全体では約21万円でしたが、未成年者の相談に限定すると約23万円と、逆に高くなっているのです。しかも、１割近くが50万円以上費やしています。なかには１００万円以上という人もいます。

その7割はクレジットカードを利用しています。つまり、親のクレジットカードを使って、オンラインゲームの決済を行っていることになります。

「うちの子に限って」と思わず、悪いこ

とをさせないように教えることも大切ですが、簡単に道を踏み外させないためにもクレジットカードの管理を徹底するとともに、カード情報を登録している端末（ゲーム機、スマホ、音楽プレーヤーなど）はないか、よく確認しましょう。

ネットカフェのシステム

東京都では、インターネット端末利用営業の規制に関する条例を定め、入店の際に身分証明書の提示が必要で、18歳未満の者は深夜の利用ができないなどの制限があります。

しかし、東京都以外では自治体によって、店によって、チェックが甘いところもまだあり、そういう店を探し出して入る子どももいます。

料金は通常時間制で、長時間滞在用の割安のパック料金があり、オープン席と個室席などがあって、それぞれ利用料金が異なります。

オンラインゲームにおける未成年者の契約購入金額（年間）の分布

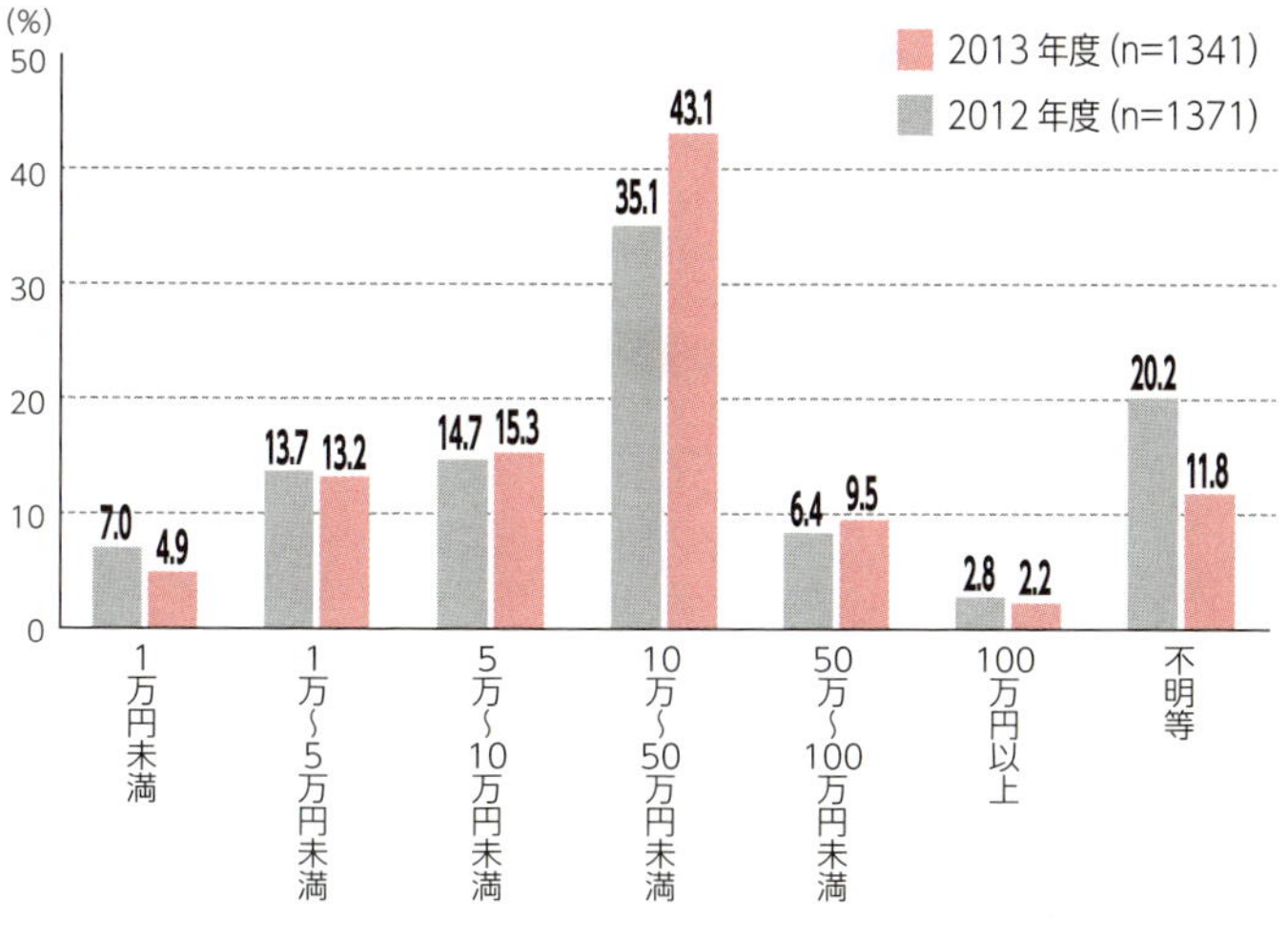

2013年11月15日までに登録されたデータ
＊国民生活センター調べ「増え続ける子どものオンラインゲームトラブル」より

家族がまず行うこと

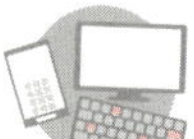

子どもの使用状況を把握しよう

ネット依存症かどうかにかかわらず、子どものネット使用時間や、どんなサービスを利用しているかなどを把握しましょう。

まずは使用時間です。できれば、ネットの使用は、1日に2時間以内に抑えたいものです。長時間にわたってネットを使用していないか、深夜までやっていないか、暇さえあればだらだらやっていないか、やっていることを隠すような気配はないか、よく観察してみましょう。

使用している本人は、長時間やっているとあまり意識していないこともあります。

また、ネットで何をしているのか、利用しているサービスやコンテンツの内容を、本人に聞いて確かめてみましょう。あいまいなことを言ってごまかそうとするかもしれませんが、しっかり話し合う必要があります。

親がサービスの内容をよく知らないとひるんでしまうかもしれませんが、「詳しく教えて」などと言って、対話を諦めないようにしましょう。子どもは、自分が得意なことを聞かれると、よく話してくれます。

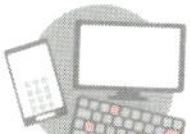

ネット上の友達に関心を持とう

SNSを楽しんでいる場合は、誰とどんなやりとりをしているのか聞いてみましょう。特に、見知らぬ人と交流しているときは、話の内容や相手について詳しく聞いてみてください。子どものネット上の友達に、親も関心を持つようにすると、ネットトラブル全般のリスクを軽減できるでしょう。

さらに、SNSでは、自分の情報の公開範囲をどのように設定しているか、個人情報をうっかり書き込んでいないか、無警戒に自分や友達の写真をアップしていないかなど実際にそのウェブサイトを見せてもらってチェックしましょう。

子どもは深く考えずに、不特定多数の人に情報公開していることがあります。また、有名になりたい、注目されたいという子どもらしい動機から、意図的に情報を公開してしまうこともあります。仲間うちだけで

使用状況を把握するために詰問しないで穏やかに聞き出す

- 何時間ネットを使用しているか
- ネット使用の目的は何か
- どんなサービスやコンテンツを利用しているか
- ネット上にどんな友達がいるか
- どんなことを書き込んでいるのか
- どんなサイトを閲覧しているか
- 情報を無制限に公開していないか

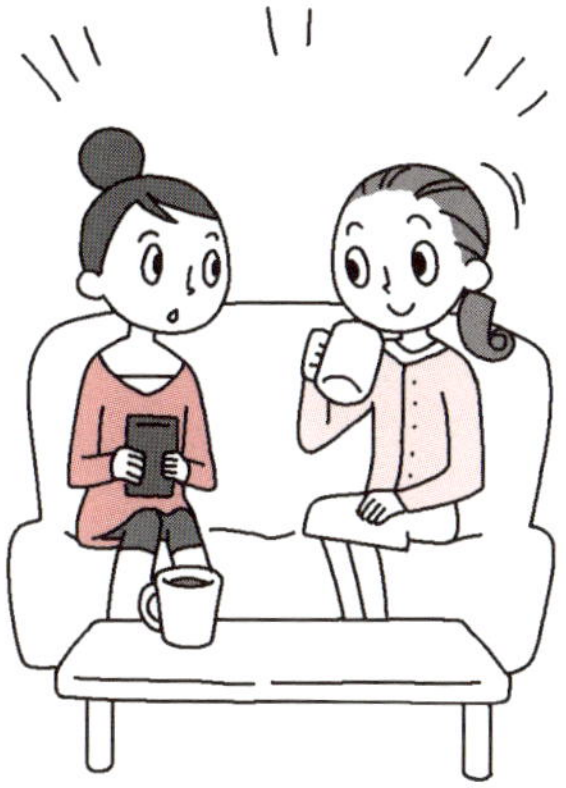

やっているつもりで、世界中の人から閲覧可能な状態になっていることや、それがどういう危険性を持っているかまで頭がまわらないのです。

できれば、情報の公開範囲は、リアル（現実）の友達までにとどめたいものです。

フィルタリングを上手に活用しよう

ネットサーフィンや動画を楽しんでいる場合は、どのようなサイトやジャンルをよく見ているのか聞いてみましょう。

意図せず、有害サイトにアクセスしてしまうこともあります。そんなときに備えて、子どもの年齢に応じたフィルタリングサービスを導入しましょう。

今はスマホでも、フィルタリング機能があります。キャリアによって異なりますが、

子どもの携帯電話へのフィルタリング機能設定状況

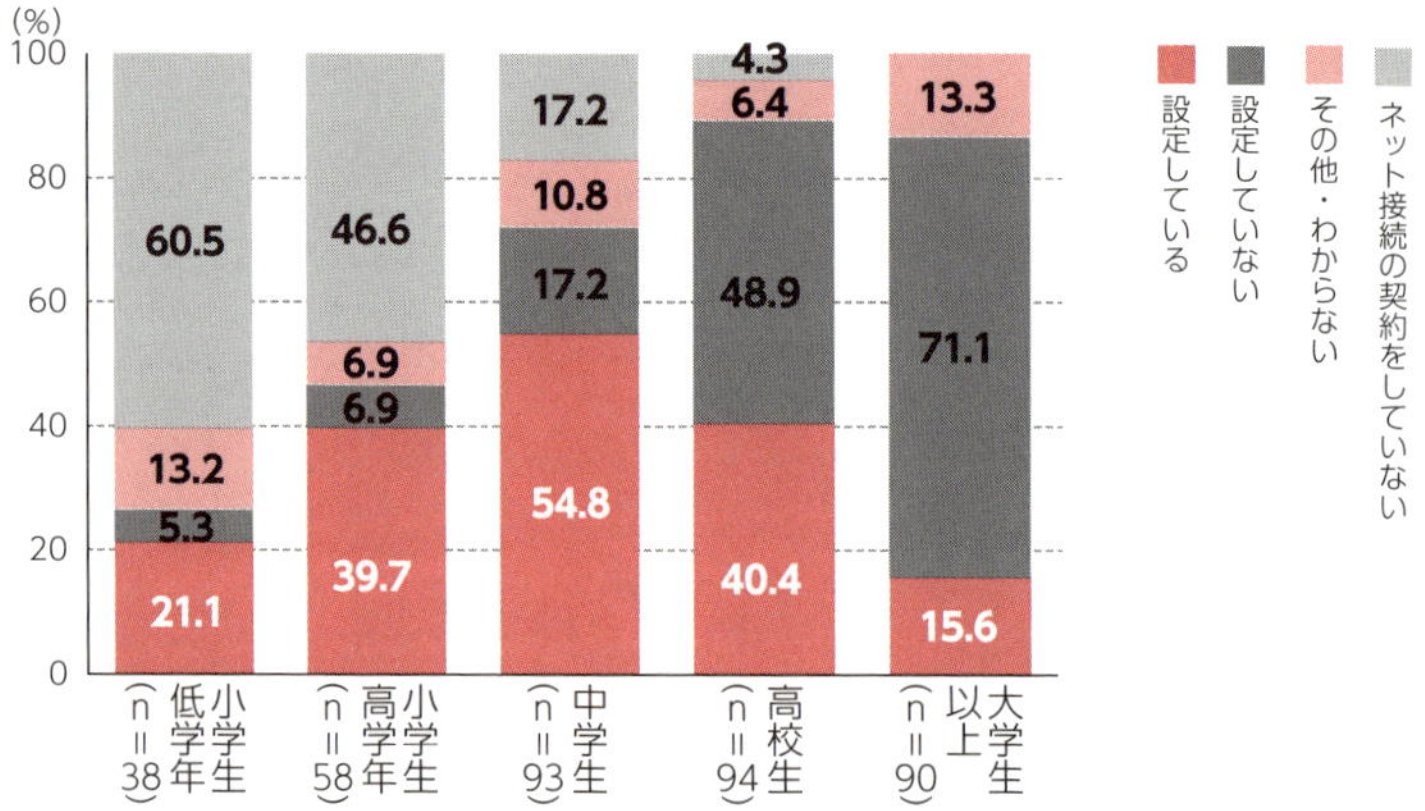

＊平成24年度 サーベイリサーチセンター調べ

フィルタリングサービス
フィルタリングには次の3つの方式がある。①ホワイトリスト方式→子どもにとって安全と思われるサイトにのみアクセスできる。②ブラックリスト方式→アダルトサイトや出会い系サイトなど、子どもにとって有害と思われるサイトへのアクセスを制限する。③利用時間制限→夜間から早朝にかけてのすべてのアクセスを制限する。

キャリア
電気通信事業者をいう。音声通話やデータ通信などの通信サービスを提供する企業。主なキャリアとして、NTTドコモ、au、SoftBankなどがある。

ゲームアプリの起動の制限、アプリの新規インストールの制限、夜間利用の制限、歩きスマホの防止など、上手に利用すると、かなり安全性を高めることができます。

これから導入する場合は、子どもにきちんと理由を説明し、「心配している」「あなたを守りたい」という考えを伝えて、合意のうえで行いましょう。

生活に乱れはないか観察しよう

ネット依存症に陥ると、のめりこむ対象が何であっても、たいてい睡眠障害が起こります。朝起きられなくなったり、なんとなくボーッとしていることが続くときは要注意です。体調が悪いと言って、休みがちになることもあります。

また、食事をきちんと食べない、お風呂に入るのを面倒くさがる、髪や服装が乱れているなど、生活全般がだらしなくなっている印象はないでしょうか。

スマホの場合は、食事中や会話中までメールをチェックしている、トイレやベッドの中にまで持ち込んでいる、などの行動が見られるときは、かなり重症と考えられます。

パソコンやスマホを利用し始めてから、生活習慣が急に乱れてきたときは、ネット依存症が疑われます。

表情や雰囲気の変化に注意しよう

ネットに侵食されると口数が減り、何を聞いても生返事ばかり、あるいはとんちんかんな受け答えをします。心ここにあらずと言った感じです。ネットが気になって、リアルの生活にほとんど興味がなくなっているのです。

仮想世界でははつらつとしていても、リアルの世界では生きている実感がないので、無表情になったり無気力になったりします。

また、言葉遣いが乱暴になったり、いつもイライラして何かに当たり散らすこともあります。

それまで熱心にやっていた部活をやめてしまったり、好きだったことにまったく興味を示さなくなり、雰囲気や性格が別人のように変わってしまうこともあります。

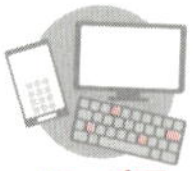

親もネットとうまくつきあおう

保護者のネットの利用状況も同時に見直してみます。

あなた自身は、ネットとうまくつきあっていますか？

たとえば、子どもは親がクレジットカードでネットショッピングをする様子をよく見ています。

クレジットカード本体を持っていなくても、カード番号や有効期限を入力するだけで良い、ということもわかっています。子どもの目の前でのネットショッピングは、控えたほうが良いでしょう。

また、子どもが話しかけてきても、ネットに夢中になって、いい加減な受け答えしかしない、暇さえあればゲームをやっている……。そういったことはないでしょうか？

子どもをネット依存症から救い出したいのなら、親もネットとのつきあい方を考え直さなければなりません。

こんなときは要注意

- ネットの使用時間が異常に長い

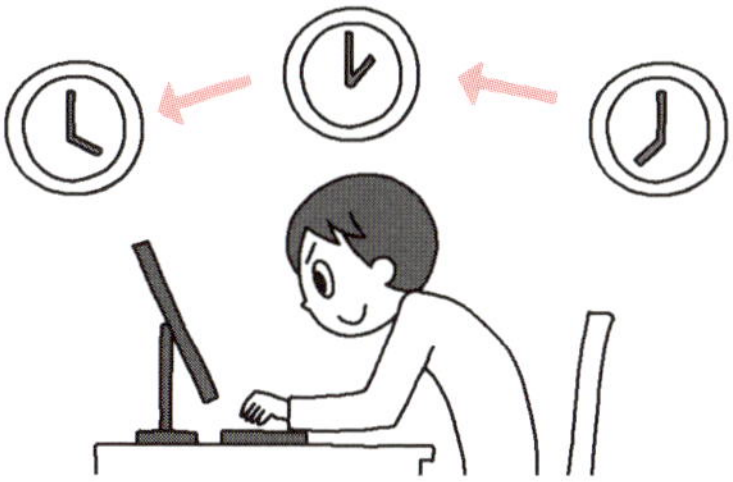

- 生活が乱れている
- 睡眠不足の兆候が見える
- 顔色がすぐれない
- いつもぼんやりして生気がない
- 口数が減った
- 成績が急激に落ちた

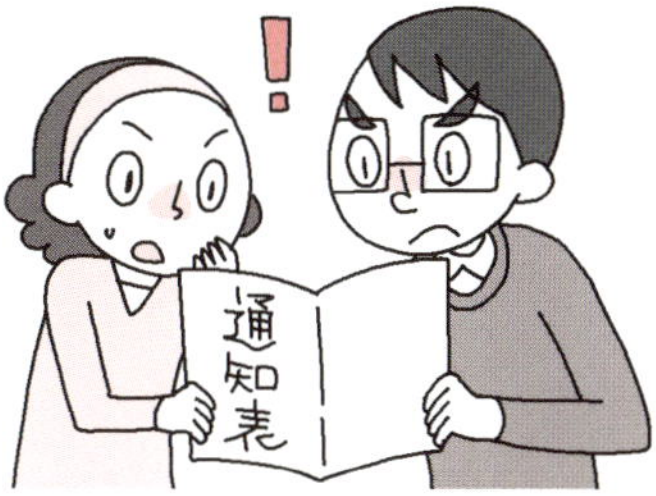

- コミュニケーションがとりにくい
- 食事中や会話中もスマホを頻繁にチェックしている

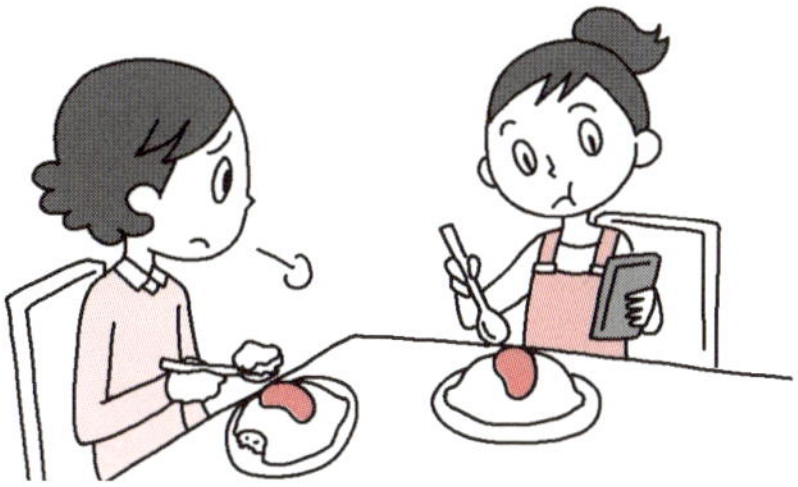

- いつもイライラしている

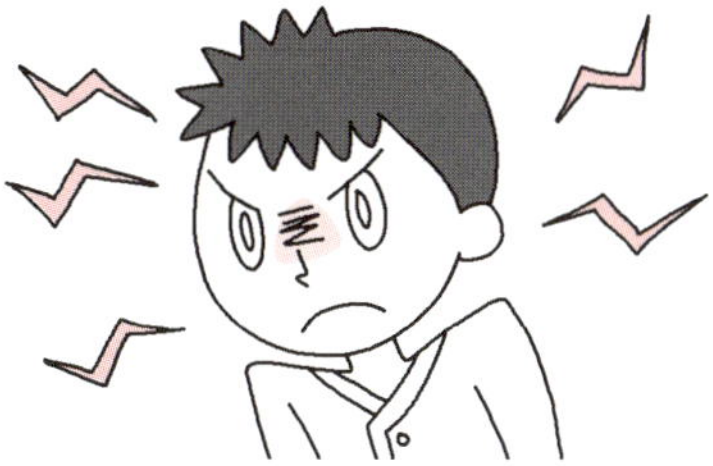

- 雰囲気や性格が変わったような感じがする
- 今まで好きだったこともやろうとしない
- 仲が良かった友達と遊ぼうとしない

子どもの変化に気づいたら、ネット依存症を疑ってみましょう

ネット依存症の治療を開始する

治療のスタートラインに立たせることが大切

子どもにネット依存症の疑いがあるときは、早期に治療を開始します。本人に任せては回復は困難です。

実は子どもも心の奥底では、このままではダメだと思っています。しかしそれを自ら認めると、ネットを制限されてしまいます。それがわかっているので、自身の問題に気づきながらも認められないのです。

これも依存症の特徴の1つで、「否認」と呼ばれる状態です。

だから親に「ネットをやりすぎている」と指摘されると「そんなことない」と逆上してしまいます。

専門家への相談や病院への受診を勧めても、素直に応じることはほとんどありません。

健康を気づかっていることを伝える

こういうケースで受診を促すには、「体調が悪いようだから一度医者に診てもらおう」「疲れがたまっているようだから検査してもらおう」などと、体調を心配しているということを前面に押し出して説得すると良いでしょう。

ネット依存症の専門科のある病院では、血液検査、尿検査をはじめ、骨密度の検査、体力測定、脳波の検査、心理テストなど、さまざまな検査を行います。

特にひきこもって不健康な生活を続けていた子どもは、こうした検査値に異常が出たり、他の同世代の子どもに比べて体力が衰えているという結果が出がちです。

これらの検査をみると、はじめはふてくされていた子も、治療に前向きな気持ちになることも多いです。

本人の気持ちに寄り添い別の視点からながめてみる

では、治療を始めるにあたり、親としてどのように子どもを見守れば良いのでしょうか。

少しでも早くネットをやめさせなければ

依存症の心理的特徴

否認

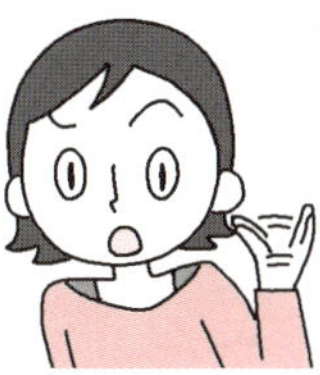

● 依存のために性格が変わったのではない

ウソ

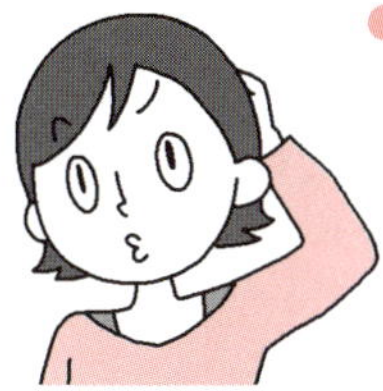

● 依存から回復すれば、元の性格に戻る

過小評価

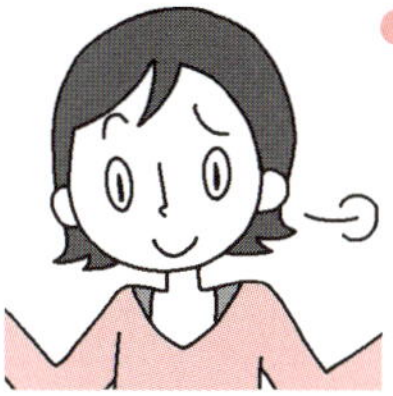

● 依存症の人のほとんどは、自分の問題を隠すか過小評価する

自己中心性

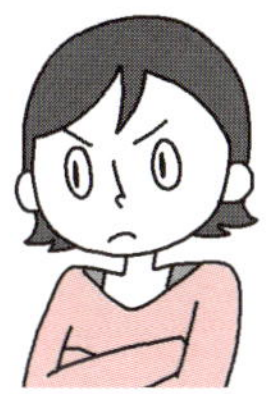

● 依存を続けたいために、心がそのようになってしまう

＊久里浜医療センター家族会資料より

と、強制的にパソコンを取り上げたり、ネット回線を切断してしまう親がいますが、逆効果となるケースがあります。

子どもは親の真意を受け入れられず、自分の大切なモノをいきなり奪われたと感じ反発します。また、ネットカフェなど他の方法でゲームをしようと考えます。

脱ネット依存を目指すのであれば、次のことを心がけて接しましょう。

- **子どもにとってネットは重要な意味を持つということを理解する。**
- **ネットの接続をいきなり切らない。切断する場合は話し合い、子どもが納得したうえで切る。**
- **ネット以外の時間を増やして、ネットを使用する時間を減らすようにする。**
- **子どもの良いところを認めて、ほめてあげる。**

親にとってはたかがネットでも、ネット依存症の子どもにとっては、それが全世界になっていることがあります。子どもが大切にしている世界であるということをまず認めて、子どもの心に寄り添う気持ちを持ちましょう。

ただ遊んでいるだけに見えますが、何か深刻なトラブルを抱えていて、自分を守るためにネットに避難しているのかもしれません。挫折を経験して、自信を取り戻すための代償行為という場合もあります。

ネットばかりしているから自分の評価は落ちているに違いない、こんな自分は生きている価値もないのではないかとさえ悲観している子もいます。

ですから、「あなたは悪くないよ」と伝えるのはたいへん重要です。自分を変えていく勇気を持たせてあげましょう。

代償行為
本来の願望や欲求が満たされないとき、他の形でそれを満たそうとすること。たとえば、現実の世界での人間関係がうまくいかないとき、ネットゲームやネット上のコミュニケーションで、代替的な満足を得ようとすることがある。

家族の役割

受診するように説得する

「あなたの体が心配なのよ」と言うと、本人は受け入れやすい

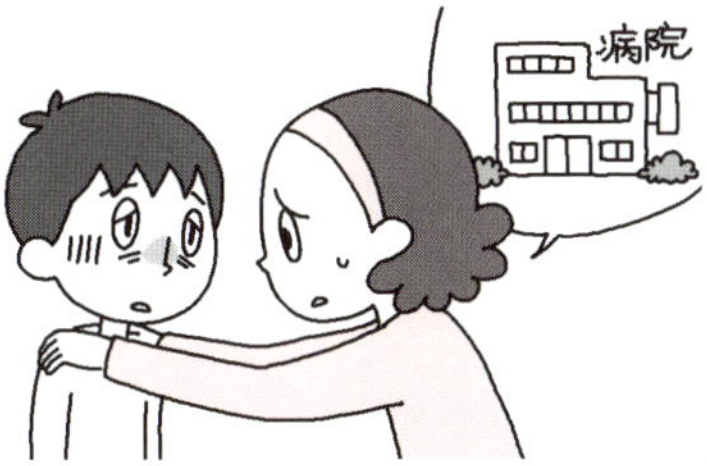

子どもの立場に立って考える

なぜ子どもはそれほどネットにのめり込んでいるのか、冷静に分析してみる

- 最近トラブルがなかったか
- 何か自信を喪失するような出来事がなかったか
- 寂しさや甘え、辛さをうまく表現できないのではないか

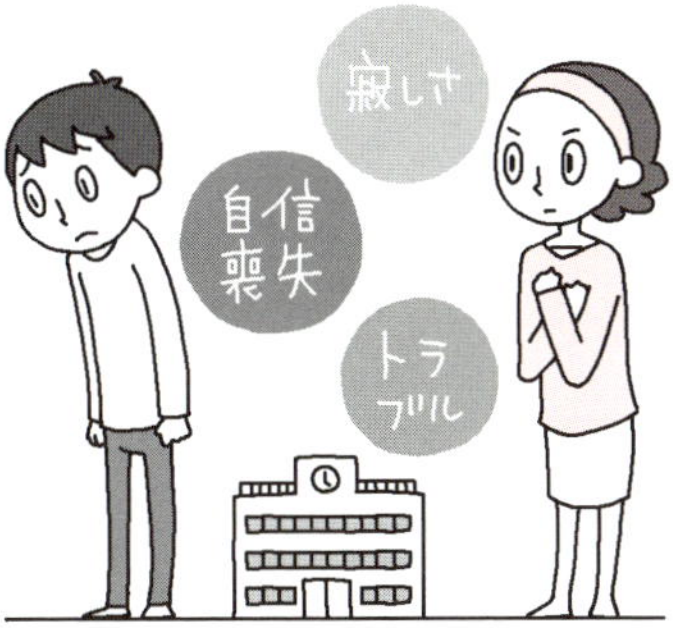

言葉がけを工夫する

- 否定的なことは言わない
- 自分もやってみて、「このゲームおもしろいね。夢中になる気持ちがわかるよ」と子どもの気持ちに寄り添う
- 「あなたは何も悪くないよ」「よくがんばってきたね」と子どもを肯定する

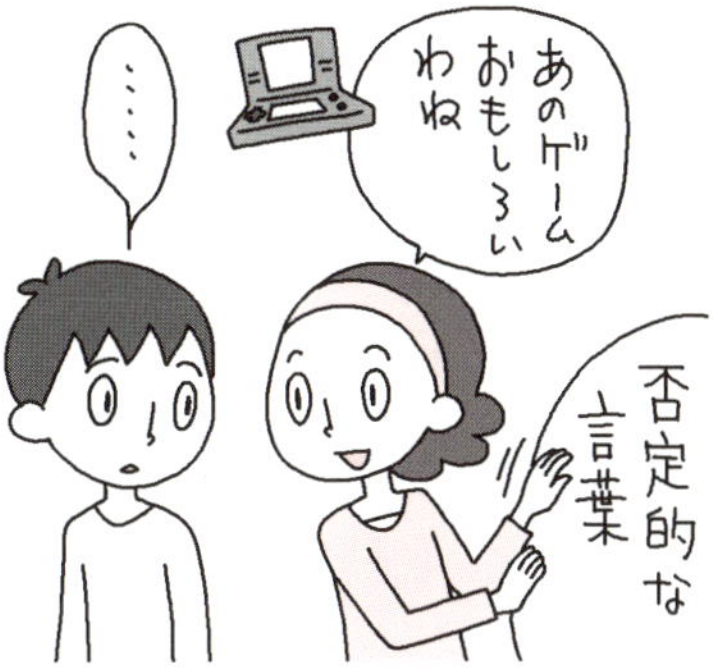

生活を立て直す

ネット依存症から「立ち直る」とは

子どもがネット依存症だと気づいた場合、どうなれば治療が成功したと言えるのでしょう？

ネット依存症で問題なのは、度を越した長時間使用により健康や精神状態に影響が出ること、ネット以外の日常生活が破たんしてしまうこと、不登校やひきこもりによってその年代で経験すべき人生経験を積む機会が失われることです。

ネット依存症の治療は基本的に長期にわたって一進一退をくり返しながら続けられることになります。完全に依存症の心配から抜け出すには時間がかかるのです。

ですが、栄養失調や運動不足など健康上のリスクは日々の生活の中で減らすことができます。もしも生活のリズムが崩れたり、食事や運動がおろそかになっている場合は、まずはここから整えていきます。

自立して生きていく力を身につける手助けを

完全に依存前のような生活をさせようと焦らず、ネット使用をすぐに減らせなかったとしても、復学や就労が困難だったとしても、健康に良くない生活をしていること・だけは看過できないという姿勢を貫きましょう。

- 3食は必ずきちんと食べること
- 適度に体を動かすこと
- 歯みがき、入浴、着替えなどで体を清潔にすること
- 朝はきちんと起きること

家族が本当に自分の健康を心配しているのだと伝えます。本人もだらしなくしてネットにふけっていることが良くないと感じています。健康的な生活が心地良いということに改めて気づくようにします。

低い目標のように思われるかもしれませんが、このような生活を取り戻すことができると、徐々に失われていた活力も戻ってきます。ネット以外の生活を少しずつ充実させます。

依存症は治療のゴールが見えにくいものですが、まずは一人の人間として将来自立して生活する力を身につけられるように応援します。

外出する機会をつくる

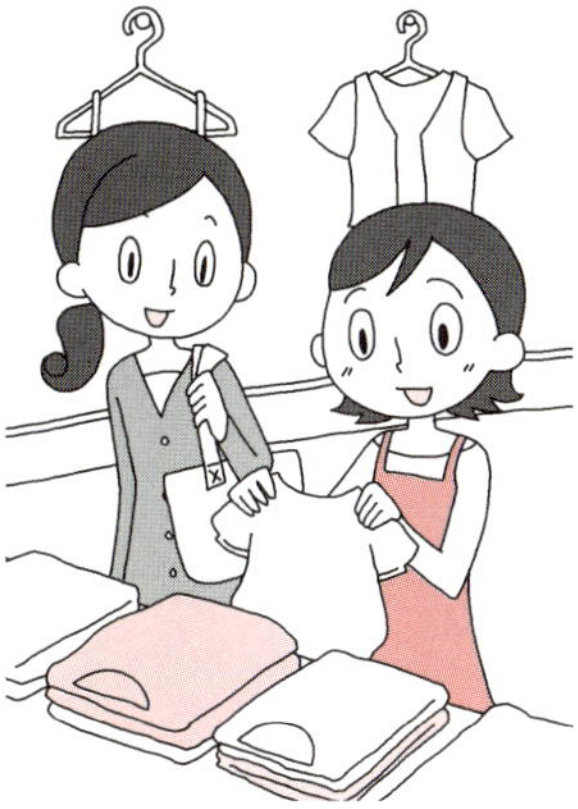

全国各地域に若者を対象とした再登校、就労やひきこもりからの復帰を支援するセンターやＮＰＯ団体があります。カウンセリングや技能訓練などが受けられるほか、外出する機会を増やすというだけの気軽なプログラムがあります。

地域の児童相談所、子育て支援窓口などで紹介を受けられる場合があります。

家族ができること

1 少しでも気になることがあれば、本人に伝える

本人が気づけるように穏やかに伝える

何度も述べましたように、本人はネットをやりすぎていても、あまり自覚していないことがほとんどです。

なぜなら、ネットにログインすると、たくさんの仲間が待っていてくれるからです。みんな同じように長時間プレイしているのだから、これがふつうだと思ってしまうのです。自分が一般的な常識からずれていることになかなか気づきません。

ですから、なんだか子どもの様子がおかしいと感じたら、ささいなことでも本人に伝えることが大切です。「いちいち言わなくてもわかっているはず」と放置していてはいけません。少しでも早く本人が自分の状態に気づくことが、改善につながります。

声をかけるタイミングは、ネットを始める前が良いでしょう。ネットをしている最中は避けます。

その際、詰問したりお説教口調で言ったりするのではなく、冷静に話し合う姿勢を示しましょう。「あなたを信頼しているけれど、最近ちょっと心配なの」などと、穏やかに切り出します。

素直に耳を傾けるようであれば、一緒にインターネット依存度チェック（84ページ）を行い、ネット依存症という病気について教えてあげてください。ネットの使用時間を記録するように勧め、1日にどれくらいネットをやっているか、確認させるのも良いでしょう。

実際、こうした親の働きかけによって、自分がどれだけ時間を浪費しているか気づき、ネット使用をコントロールできるようになった子もいます。

親の話を聞き入れ、本人が改善のための努力をしているようなら、コミュニケーションをとりながら様子を見て良いでしょう。

まったく耳を貸さず逆上するようなら、依存状態は深刻な状態と考えられます。専門医に相談してください。

深刻なネット依存症になるのを食い止める！

- ふだんと様子が違うと感じたら、穏やかに伝える
- 感情的になったり説教するのはNG
- 子どもが受け入れやすい言い方を考える
- 一緒に依存度チェックテストをやってみる
- ネット依存症について話し合う
- 素直に聞き入れて改善の努力をしているとき→様子を見守る
- まったく耳を貸さず逆上する→専門医に相談する

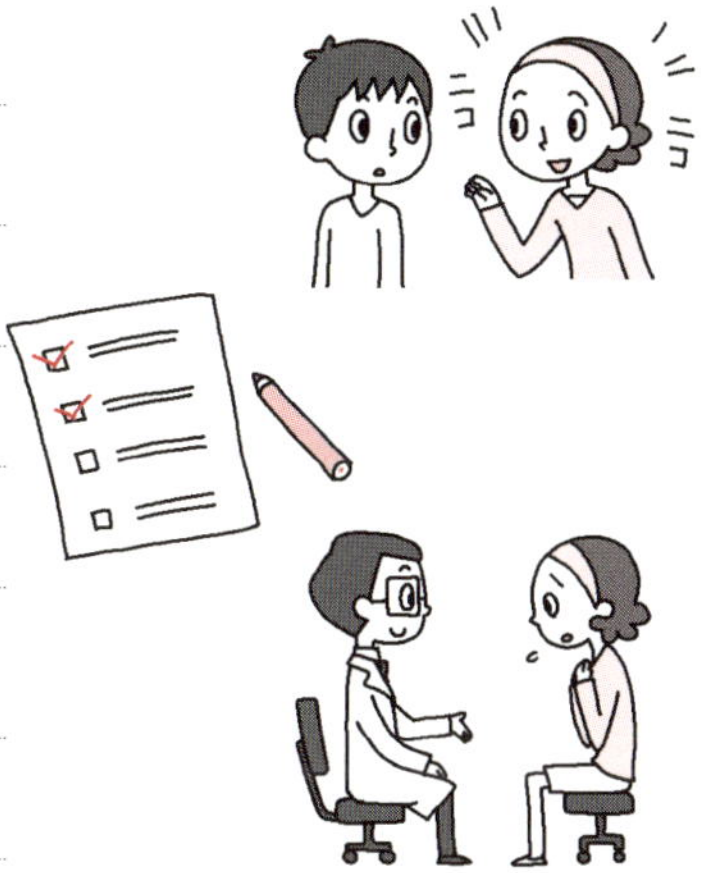

家族ができること

❷ ネット依存症について学ぶ

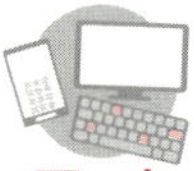

病気であると認識し子どもを追い込まない

そもそも親自身が、ネット依存症という病気があるのを知らないことも多いのです。子どもにスマホやパソコンをねだられると、そこにどんな落とし穴があるのかよくわからないまま、買い与えてしまいます。

その結果、「ネットに夢中の子ども」→「苛立つ親」→「親は叱責をくり返す」→「本人がキレる」→「親は黙りこむ」→「ネット依存が進行する」という悪循環に陥ってしまいます。

この流れを断ち切るには、親がネット依存症という病気があることを認識し、どのような対応をするのが良いか、学ぶことが大切です。

たとえば、オンラインゲームにはまった子どもに腹を立て、父親はいつも怒鳴り散らすだけ、母親もどうしたら良いかわからずオロオロするばかり、というような状態では、子どもは居場所がなく自室にひきこもってしまうかもしれません。

実際、自分のせいで家の中が暗くなってしまったのが辛くて、ますますネットに傾倒したと述懐する子もいます。

子どもがリビングに居づらくなったり、話しにくい雰囲気をつくったりするのは得策ではありません。問題があるときこそ、ふだんよりしっかりコミュニケーションをとらなければなりません。

親も体験して ネットの魅力を理解しよう

まずは親がネット依存症やネットそのものについて、学習する必要があります。ネットのしくみや用語、どんなコンテンツがあるのか、どんなサービスが人気なのか、何がそんなにおもしろいのか……。

できれば、ゲームやSNSなど、子どもが夢中になっているサービスやコンテンツを自分も体験してみましょう。親がネットの魅力を理解しているとわかれば、子どもも話しやすくなります。

親もネットについて知識があったほうが子どものちょっとした言葉から、変化を察知しやすくなるでしょう。

はまるようにつくられている！？

子どもに限らず、多くの人がオンラインゲームにはまるのは、やはりゲームそのものが非常におもしろくできているからです。ワクワクするストーリー、次々に登場する課題や強敵、限定アイテム、定期的なイベントなど、飽きさせない工夫が随所に凝らされています。収益を上げるために、プロが知恵を絞って生み出した商品ですから、魅了されるのはあたりまえとも言えます。始める前から使用時間など、どこかで歯止めをかけることを考えておく必要があります。

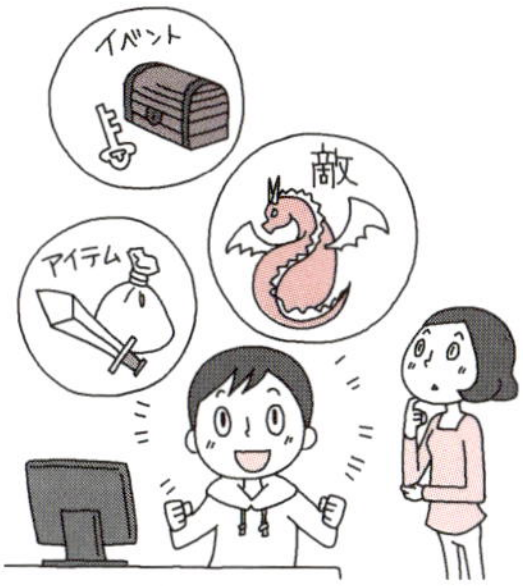

家族ができること

❸ ネット依存症のウラにある問題を解決する

子どものSOSをキャッチする

ネット依存症のきっかけとして、暇つぶしにやってみたらずるずる引きずり込まれたとか、もともとゲーム好きだったということもありますが、その裏に深刻なトラブルが隠れていることも少なくありません。

実際にあった例では、学校でいじめにあったが親にも先生にも相談できず、その辛さや寂しさを紛らわせるためにネットにはまった、部活の人間関係がうまくいかずストレスを発散するためにネットをしているうちにやめられなくなった、父親が暴力的でいつも家庭が荒れており居場所がなくてネットに逃避したなど。

こういうケースでは、子どもが抱えているトラブルや家庭の問題を解決しないと、依存症を克服できません。ネット依存症は、子どもが発信しているSOSなのです。

ネット依存症が疑われるときは、怒るよりも前に、子どもの心に危機が迫っているのではないかと心配すべきです。子どもはなかなか打ち明けてくれないかもしれませんが、根気よくコミュニケーションをとり、解決策を講じることが先決です。

ネット依存症に陥った理由はさまざま

- いじめにあってだれにも相談できず辛かった
- 受験のプレッシャーから逃れたかった

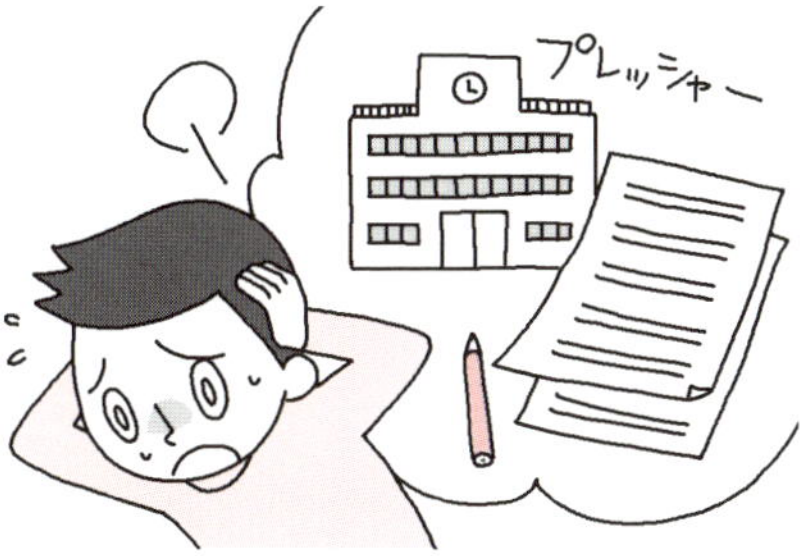

- 受験に失敗し、滑り止めの高校に入学したがつまらなかった
- ＳＮＳに悪口を書き込まれ、リアルの人間関係が怖くなった

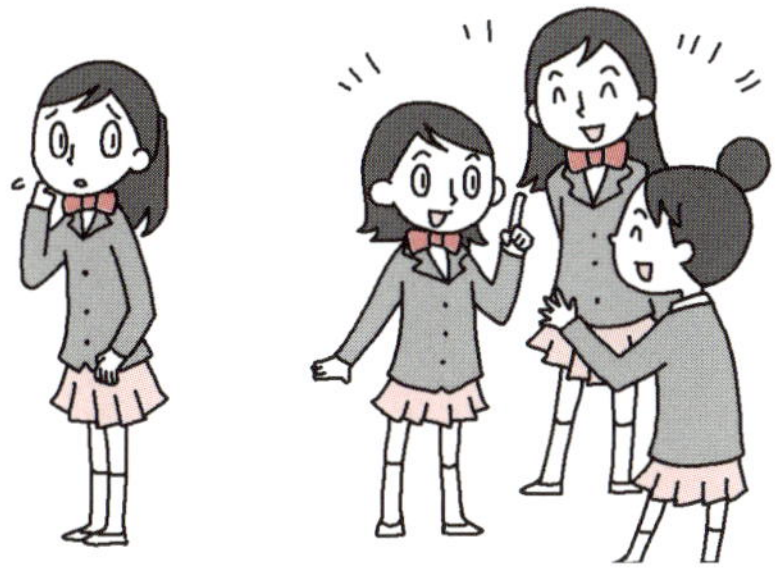

- 部活の人間関係がうまくいかず、やめたら暇をもてあました
- 母子家庭で母はいつも忙しく、寂しさを紛らわせたかった
- サッカーが大好きで熱心に部活をやっていたが、レギュラーに選ばれなかった

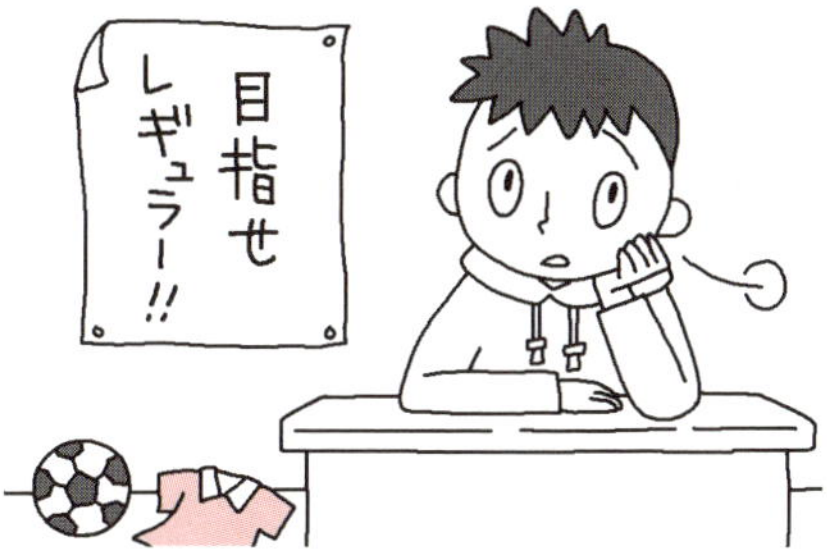

- 夫婦仲が悪く、けんかが絶えない。自分の居場所がなかった

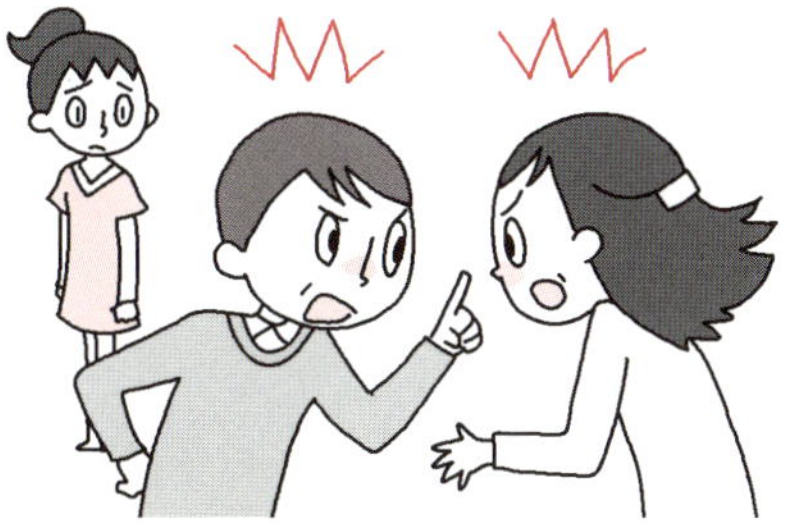

- 両親が厳しくて叱られてばかり。勉強しろとうるさいのもいやだった
- リアルの友達がいない。だれかとしゃべりたかった

ネット依存症のウラにいろいろな悩みを抱えている場合がある

家族ができること

④ 第三者に相談する

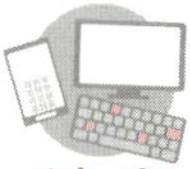

家族だけで抱え込まないで だれかに入ってもらう

子どもが家族の働きかけに応じない場合は、医療機関や自治体の相談窓口、ひきこもり支援のNPO法人などの専門家、また信頼できる第三者などから子どもに働きかけてもらうことでうまく行った例もあります。

第三者が入ることで、感情的にならずに客観視できるようになり、閉塞状態を打ち破れます。

本人が信頼しており、ネット依存症についてよく理解している人にかかわってもらえればベストです。たとえば、年上の親戚、恩師などで、親身になってくれる人がいれば、お願いしてみましょう。子どもがパニックになったり暴れることもありますので、事前にそういうこともあると話しておきましょう。小さいころから慕っていた伯父に、叱られたり励まされたりしながら、自分で1日の行動記録（167ページ）をつけて、克服した例もあります。

家族だけで抱え込まず、信頼できる人たちから、働きかけを続けることで本人の心にも次第に変化があらわれます。

こんなふうに本人の気持ちは変化していく

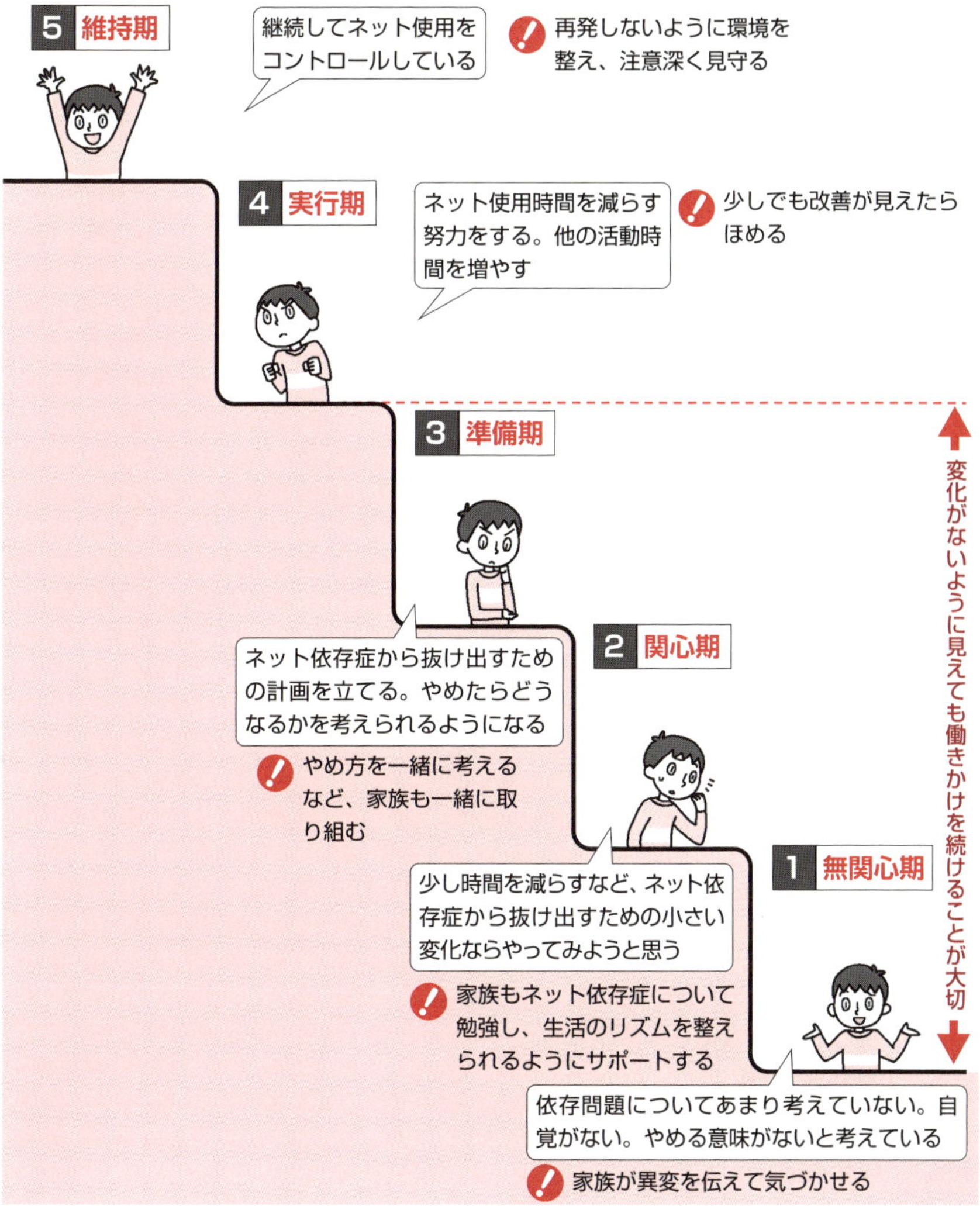
5 維持期
継続してネット使用をコントロールしている
再発しないように環境を整え、注意深く見守る
4 実行期
ネット使用時間を減らす努力をする。他の活動時間を増やす
少しでも改善が見えたらほめる
3 準備期
ネット依存症から抜け出すための計画を立てる。やめたらどうなるかを考えられるようになる
やめ方を一緒に考えるなど、家族も一緒に取り組む
2 関心期
少し時間を減らすなど、ネット依存症から抜け出すための小さい変化ならやってみようと思う
家族もネット依存症について勉強し、生活のリズムを整えられるようにサポートする
1 無関心期
依存問題についてあまり考えていない。自覚がない。やめる意味がないと考えている
家族が異変を伝えて気づかせる
変化がないように見えても働きかけを続けることが大切

家族ができること

❺ 生活のリズムを整える

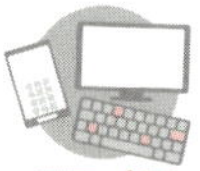

規則正しい生活を送ることが回復への第一歩

　オンラインゲームは深夜がもっとも利用者が増え、盛り上がります。チャットやSNSも、家族が寝静まってから思う存分やるということが多くなります。そのため、ネット依存症では多くの場合、昼夜逆転の生活に陥ります。

　昼夜逆転、睡眠不足は不登校へつながります。また、人間の体は、夜は休み、昼間活動するようにできています。このような不規則な生活が続くと、だるさや頭痛、吐き気、食欲不振など健康にも影響を及ぼします。

　生活のリズムを整える要となるのは睡眠と覚醒（起きること）です。ともかく朝は起きるようにしましょう。そして3食きちんと栄養のあるものを、できれば毎日同じ時間に食べます。睡眠時間を確保するために、ネット使用を減らし、早く寝る生活に整えていきましょう。

　ネット依存症の専門病院では必要に応じて入院治療が行われます。入院して規則正しい生活を始めたら、3食おいしく食べられるようになり、夜も10時には就寝して、昼夜逆転の生活が改善されたという患者さんがいます。

日中はできるだけ体を動かし活動的に過ごすように勧めましょう。

可能ならデジタル・デトックスを

入院までしなくても、家庭で短期間のネット断ちに挑戦することは可能です。

最近、一定の時間、スマホやパソコンなどのデジタル機器にまったく触れない、デジタル・デトックスが注目を集めています。デトックスとは「解毒《げどく》」という意味。ネットから抜け出して、オフライン休暇をとろうというものです。

アメリカでは、デジタル・デトックス・キャンプなるものも開催されています。参加者は数日間、スマホや携帯電話、パソコン、タブレットなどを絶ち、大自然の中で過ごします。

こうして目の前の出来事だけに集中し、五感をフルに使っているうちに、ネットの呪縛から解き放たれるのです。

春休みや夏休みには、スマホやパソコンを家に置いて、子どもをキャンプに連れ出してみてはどうでしょう。

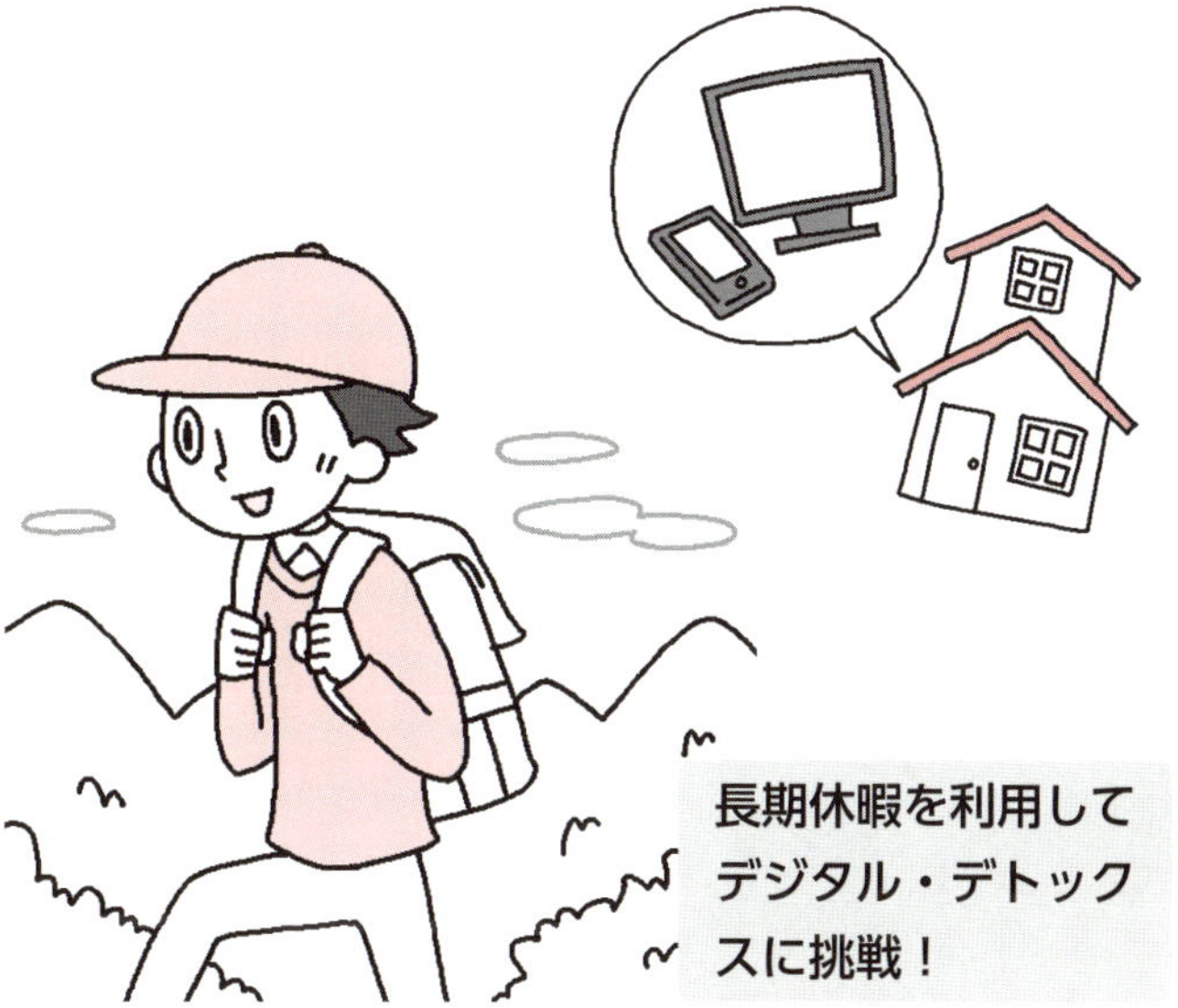
長期休暇を利用して
デジタル・デトックスに挑戦！

家族ができること

❻ 環境を整備する

居心地の良い家庭で子どもに安心感を

子どもは、家庭が殺伐《さつばつ》としていると感じたり、干渉され過ぎていると思うとネットへ逃げたくなります。もともとほとんどの保護者は、子どもを守りたいと思っているでしょうから、そのうえ改善をというのは難しいことかもしれません。

家庭がシェルターの役割を果たしていると子どもが感じるようになれば、辛いことがあっても、子どもはネットに逃げ込まなくてすみます。家族でいることが楽しい、何があっても家族が支えてくれる、そういう安心感を子どもに与えることが何より大切です。

諦めずに改善の努力を続けよう

夫婦関係や親子関係に問題があれば、改善するように努めます。

夫婦関係も親子関係も長い時間をかけて構築されてきたものなので、すぐには結果は出ないでしょう。でも、諦めないで話し合い、努力を続けていけば、少しずつ良い方向に変えていけるはずです。その努力をしている姿勢を子どもが見て、閉塞感から抜け出せるかもしれません。

どんなことでも話せる雰囲気づくりを心がけ「困ったことがあればいつでも相談に乗るよ」という姿勢で接します。

ただし、特別扱いはいけません。子どもに迎合《げいごう》して言いなりになったり、黙って見て見ぬフリをするのもNGです。他の兄弟がいる場合は、悪影響を与えます。またネット依存症の子どもを悪者や劣っているように扱うことも良くありません。一緒に解決していくというゆるぎない決意を持つことが大切です。家族みんなで知恵を絞り、協力してネット依存症から脱出する計画を練りましょう。ネット依存症が進んでしまうと、なかなか環境を整備するだけでは解決が難しいこともありますが、ぜひもう一度、家族関係を見直してみましょう。

家庭を居心地の良い空間に

- 感情的な夫婦げんかは子どもの前ではしない
- 会話を増やす

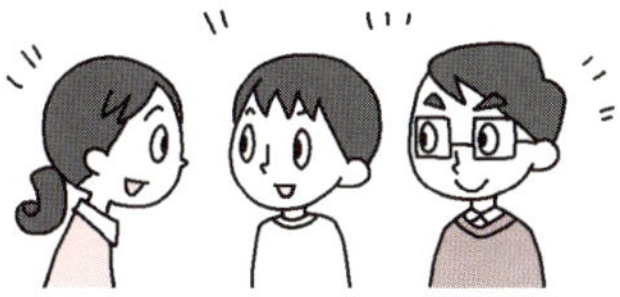

- 共通の話題を持つ
- 観葉植物や花を飾る
- 子どもの目を見て話す
- 1日10分でもいいから、子どもと真剣に向き合う
- 子どもと一緒に楽しいことをする
- 部屋を片づける
- 買い物や家事を手伝ってもらう

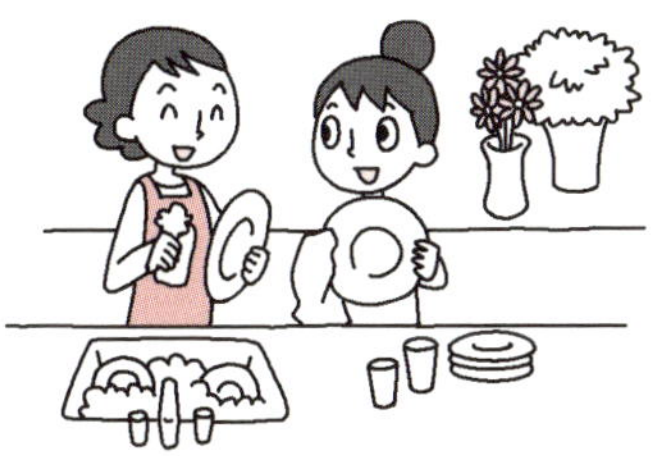

家族ができること

⑦ ルールをつくる

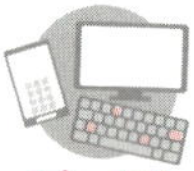

子どもと話し合って決めることが大切

ネットをシャットアウトするより、パソコンやスマホの使い方のルールを決めましょう。なぜそうするのか理由を説明し、子どもも納得したうえでルールを設けるようにしてください。その際、ネットのマナーやリスク、ネット依存症などについても教え、子どもを守るためのルールであることを理解させましょう。

パソコンは子どもに独占させず、リビングに置いて、親子で共有することをお勧めします。一緒に操作しながら、正しい情報や知識、安全に利用するコツなどを子どもに伝授します。

成長するにつれ、子どもの興味の方向や交友関係は変化していきます。ルールは子どもの実情に合わせて、定期的に見直すことが大切です。

ルールが守れなくても、あきらめずに働きかけ続けることが大切です。使用時間を減らすことばかりにとらわれず、ネット以外のことを増やして、結果的に使用時間を減らす工夫をします。スポーツや家事などの時間をルールに盛り込みましょう。

シャットダウンより守れるルールづくりを

パソコンやスマホの使い方のルールをつくろう

- ルールは家庭ごとに異なっていて良い。よそはよそ、うちはうちを貫く
- 子どもの実態に合ったものを、子どもと相談しながらつくる
  子どもの言い分もよく聞く
- 子どもの成長や環境の変化に応じて、ルールは適宜見直す
- 親もルールを守る
- もし、ルールを守れなかったらどうするかも決めておく

ルールの例

- パソコンはリビングに置いて家族で使う
- 使用時間は1日2時間まで
- 夜の使用は10時まで
- オンラインゲームはしない
- 出会い系サイトなどの有害サイトを利用しない
- 掲示板などに書き込みをしない
- 知らない人とメールのやりとりや通話をしない
- 友達とのやりとりはマナーを守って行う
- ネットから何かをダウンロードするときは親の許可を得てからにする
- 料金の限度額は○○円まで
- どんなサイトやサービスを利用しているか、親に報告する
- 約束を破ったら1日使わない

依存症やグレーゾーンのとき

まずはここから

- 夜は睡眠をしっかりとり、朝は起きる
- 栄養バランスの良い食事を規則正しくとる
- 適度に体を動かす

これができたら

- 次の目標をたてる。少しずつレベルアップ

◆1日の使用時間を1時間減らす！
◆○曜日はネットをしない！

☆紙に書いて目につくところに貼っておく

家族ができること

❽ 仲間をつくる

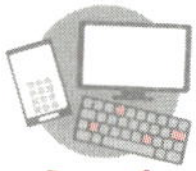

自分だけではないと知れば心が軽くなる

ネット依存症の子どもを持つ親の多くは、悩み、追い詰められています。「自分のしつけが悪かった」と自分を責める人もいます。少なくない数の親が、自らも心療内科を受診しています。

子どもの状況は成長とともに長期に渡って一進一退を見せます。親も長期戦の覚悟がいるでしょう。ですから、相談相手をつくることが大切です。また、家族会などで悩んでいるのは自分だけではないとわかるだけで、心が軽くなります。

実際、ネット依存症の家族会に参加した保護者は、「気が楽になった」「たいへんなのは我が家だけではないと知って安心した」などの感想を寄せています。

自分の体験を話しているうちに気持ちの整理がついてきますし、他の親の悩みや体験談を聞いて勇気づけられることもあります。

親の精神が安定すると、子どもへの対応もやわらかくなり、良い循環ができていきます。近隣にネット依存症の家族会があれば、ぜひ参加しましょう。

仲間をつくるメリット

- 我が家だけではないとわかると安心できる
- 同じ問題を抱えている者同士で情報交換できる
- 共感し合い、支え合うことができる
- 仲間がいると、勇気づけられる
- 体験を話すと気持ちの整理がつく
- 他人の体験談によって、解決のヒントがつかめる
- 自分や子どもの状況を客観視できるようになる
- 対応のしかたや子どもの心理について理解が深まる
- 問題の解決の道を一緒に探していける

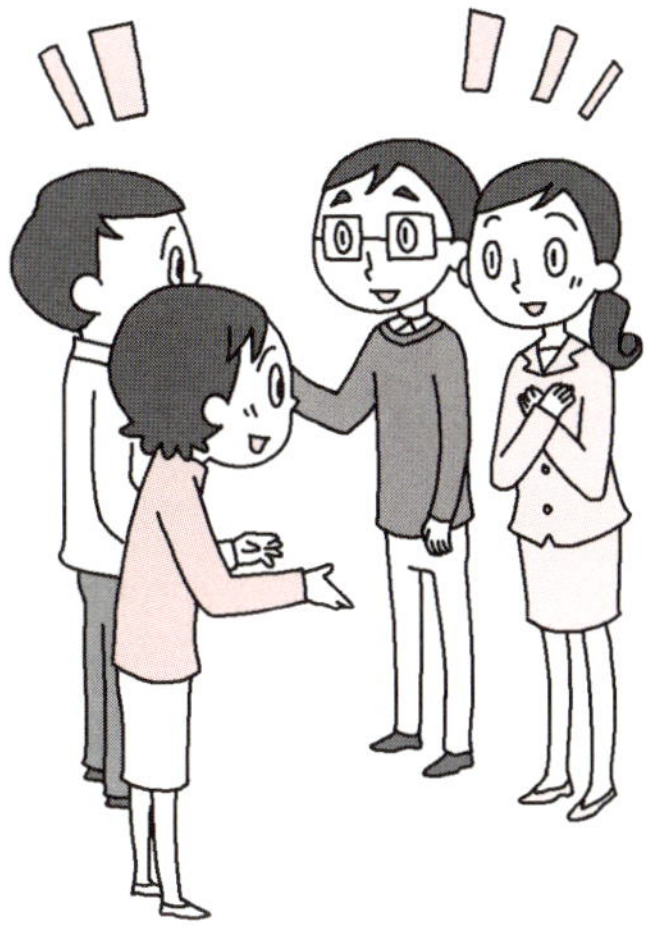

コラム 3

回復のための5つの取り組み

ネットへの依存状態がグレーゾーン（62 ページ）の場合は、本人と家族の自助努力で回復できることもあります。

キンバリー・ヤング博士は、ネット依存症から脱却する有効な方法として、次の５つを挙げています。子どもとともに取り組んでみましょう。

❶自分が失いつつあるものを知る

インターネットで費やす時間のために、切り詰めたり、削ったりしている事柄を書き出しランクづけします。そうすると何を失いつつあるのか自覚できます。

❷ネットを使用している時間を計る

どれだけの時間をネットに費やしているかはっきり知るために、使用した時間を記録します。もし、１日５時間やっていれば１週間で 35 時間、１ヵ月で約 1050 時間にもなります。そういうふうに具体的に計算させると、より実感できるでしょう。

❸時間を管理する

１日の予定を立て、ネットを利用する時間を計画的に決めて、スケジュール表に書き込みます。ネットの代わりとなる活動を見つけましょう。

❹支援を見つける

支援グループや相談窓口、医療機関、親身になってくれる第三者などを見つけましょう。

❺きっかけを探す

ネット依存症になったきっかけを探して、可能ならその問題を解決します。

＊ Kimberly Young「CAUGHT in the NET」より
＊ 翻訳者　久里浜医療センター TIAR

第4章

子どもへの接し方

ネット依存症から子どもを救うための6箇条

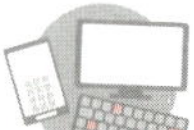

適切な家族の対応が不可欠

子どもをネット依存症から救い出すには、適切な家族の対応が不可欠です。

いつもそばにいて本人をいちばんよくわかっていますし、回復させたいという熱意と愛情があります。とはいえ、死ぬほど心配しているのに、本人にはほとんど危機感がなかったり、開き直ったりして見えることもあります。そういう病気だと割り切って、できるだけ冷静に対応しましょう。

この子を支えなきゃと思うあまりに過干渉になったり、急に厳しく使用を制限したりすると、子どもはなおさらネットに執着します。

脱ネットを成功させるには、次の6箇条を常に念頭に置いて、子どもに接するようにしてください。

❶ 取引しない、駆け引きしない。
❷ 一貫した毅《き》然《ぜん》とした態度。
❸ 一喜一憂しすぎない。
❹ 1人で判断しない。
❺ 「私は……」で始まるメッセージで話す。
❻ 家族で同じ対応を目指す。

ただし、これらを踏まえて子どもに接し

てもうまくいかないことがあります。

その場合はネット依存症の専門病院を受診してください。

親も上手にストレスを発散しよう

依存症の治療は長期にわたるのがふつうです。子どもに振り回されてはいけません。親のほうが疲れ果てて倒れてしまいます。

適度な息抜きが必要です。友達とおしゃべりをしたり、旅行に出かけたり、趣味に打ち込んだりして、上手にストレスを発散しましょう。

その際、「ちょっとお母さんも息抜きしてくるわね」と一声をかけると、子どもは安心します。ネットばかりしていて、親に見捨てられるのではないかと、子どもは常に不安を感じています。

親は息抜きのつもりでも、子どもは「人にはとやかく言って自分だって遊んでいる」「自分のことなどどうでもいいと思って遊び回っている」などと曲解する恐れがあります。ですから、「見放したわけではない。いつもあなたのことを見守っているよ」というメッセージを発信することが大切です。

親も上手にストレス発散

- 友達とおしゃべりをする
- 旅行に出かける
- 趣味に打ち込む

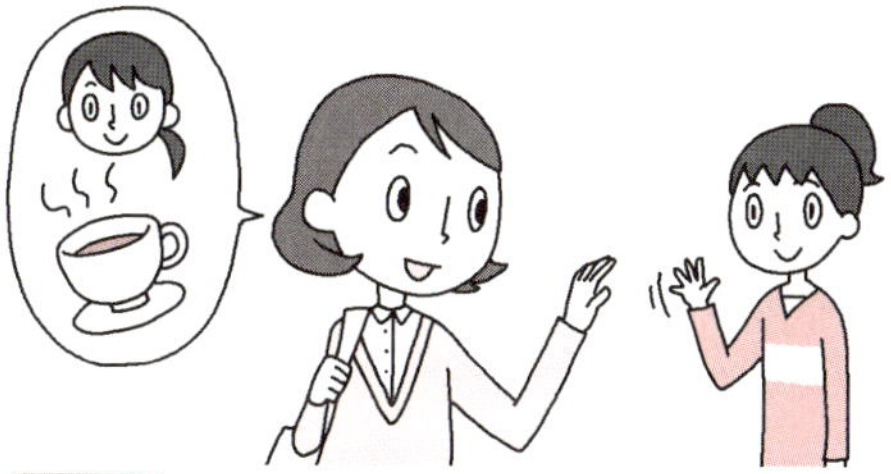

注意！「お母さんも息抜きしてくるね」と一声かける

ストレス
ストレスはあらゆる病気を引き起こす。子どものネット依存症に心身をすり減らし、親自身が精神的に不安定になることはよくあること。また、私が支えなくてはこの子はダメになると思い込んで世話を焼きすぎることもある。適度な距離を置いて見守ることが大切。

ネット依存症から子どもを救うための6箇条

❶ 取引しない、駆け引きしない

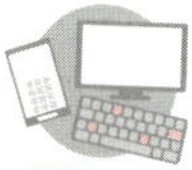

一時しのぎにしかならず要求がエスカレートする

親は、ネットをやめて勉強してほしい一心で、「2時間勉強したら1時間ゲームしていいよ」などと取引しがちです。

しかし、ゲームのことで頭がいっぱいの子どもにこんな交換条件を持ちかけても、本気で乗ってくることは期待できません。目先の1時間に気をとられ勉強するフリをしておこうと考えるかもしれません。

また、「ネットの時間を半分に減らしたら、欲しがっていたマウンテンバイクを買ってあげるよ」などと、エサで釣る作戦に出る人もいます。

この場合はごほうび欲しさに、一時的にはネットの使用が減るかもしれませんが、本人の自発的な意志によるものではないので、すぐ元に戻ってしまいます。しかも、子どもの要求がどんどんエスカレートして、より問題が複雑になる恐れもあります。

このように、取引や駆け引きは一時しのぎにしかなりません。大切なことは、本人が自分の問題に気づいて、自ら改善しようと努力することです。正攻法で、しっかり話し合うのがいちばんです。

取引や駆け引きをしないで正攻法で

NG!

「○○したら、××していいよ」

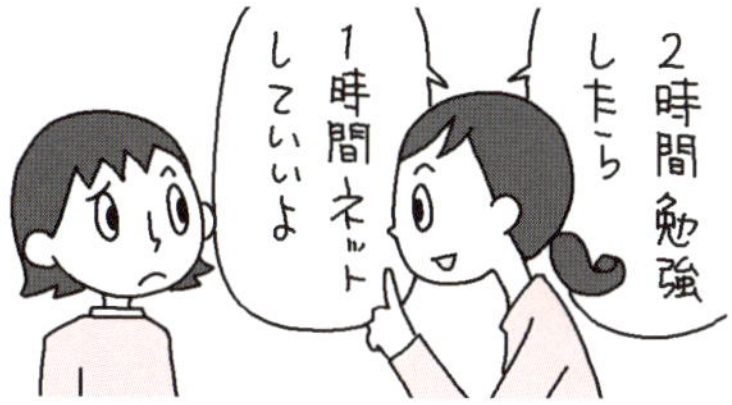
2時間勉強したら
1時間ネットしていいよ

- 親の手口は見透かされている
- そもそも、こんな交換条件に乗ってこない
- 親の提案を無視する、あるいは親にうるさく言われるのがいやだから、○○しているフリをする

NG!

「○○したら、××を買ってあげるよ」

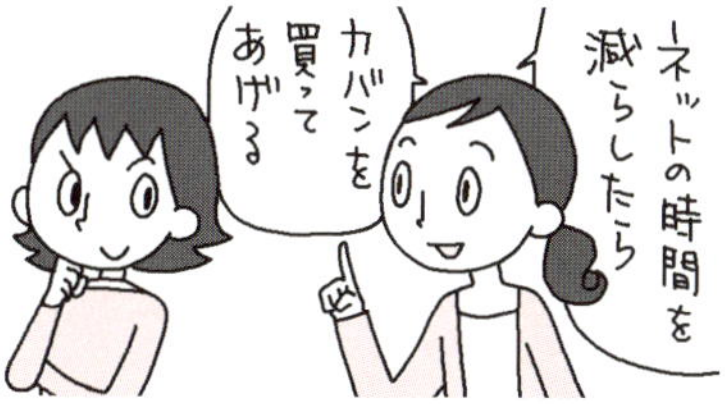
ネットの時間を減らしたら
カバンを買ってあげる

- ××が欲しいから、とりあえずネットの時間を減らす
- でも、××をもらったら元の木阿弥
- 「△△を買ってくれるのなら、少しネットを減らしてもいいよ」と要求がどんどんエスカレートしてしまう

GOOD!

「あなたの体が心配だから、ゆっくり話し合おう」と子どもに声をかけ、お互いに納得できるルールづくりをする

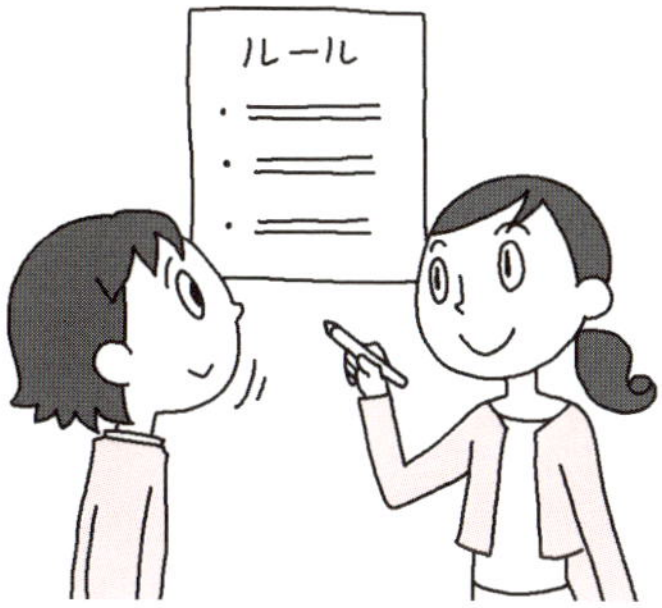

- 無条件にそのルールを守らせる。破った場合は、事前に子どもと決めた罰則をきちんと適用する
- 遠回りのようだが、結局は近道になる

ネット依存症から子どもを救うための6箇条

❷ 一貫した毅然《きぜん》とした態度

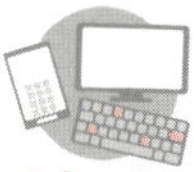

ぶれずに決めたことは貫き通す

子どもがネット依存症になったら、親の心は千々に乱れます。ああすればよかった、こうすればよかったと、後悔したり迷ったりすることもあるでしょう。

しかし、その日の気分で容認したり、拒絶したりしないようにしましょう。いままで大目に見ていたのに急に厳しく制限したり、ダメだと言っていたのに許可したりなど、方針がコロコロ変わると子どもは混乱します。親に不信感を持つこともあります。

また、子どもに嫌われるのを恐れて、言いなりになってはいけません。子どもはそれがあたりまえと思うようになり、ますます親子関係がゆがみ、依存症が進行してしまいます。

子どもを救いたいと思うのなら、親として毅然とした態度をとり、貫き通しましょう。なかなか難しいことですが、踏みとどまることが大切です。

視野を長く持って、「就職」「進学」など長期の目標を設定し、いまの自分の行動がその目標実現のために適切かどうか、検証してみるようにします。

一貫した毅然とした態度をとる

NG! 昨日は許したのに、今日はダメと言う

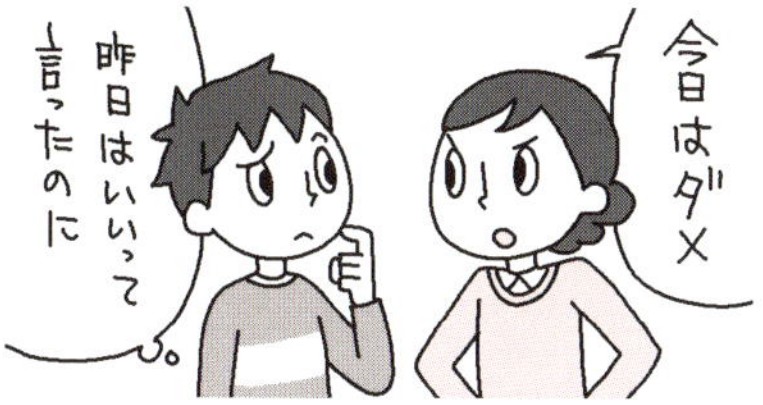
今日はダメ
昨日はいいって言ったのに

- いったいどうしたら良いのか子どもは混乱する
- どうせまた変わるさ、と親の言葉を信じなくなる
- 親に対して不信感を持ち、親子の溝が深くなる

NG! なんでも言いなりになって買い与える

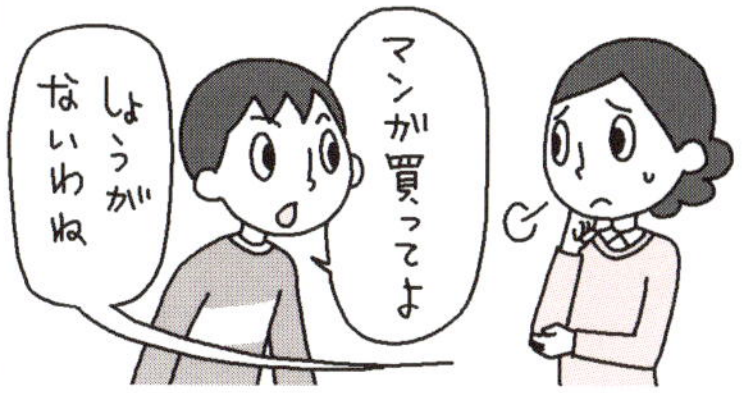
マンガ買ってよ
しょうがないわね

- ちょっとせがめば買ってくれると子どもは学習する
- 親への敬意がなくなり親をなめる
- 親子関係がゆがみ、依存症がさらに進行する

GOOD! 子どもに泣きつかれても、ダメなものはダメと言い続ける

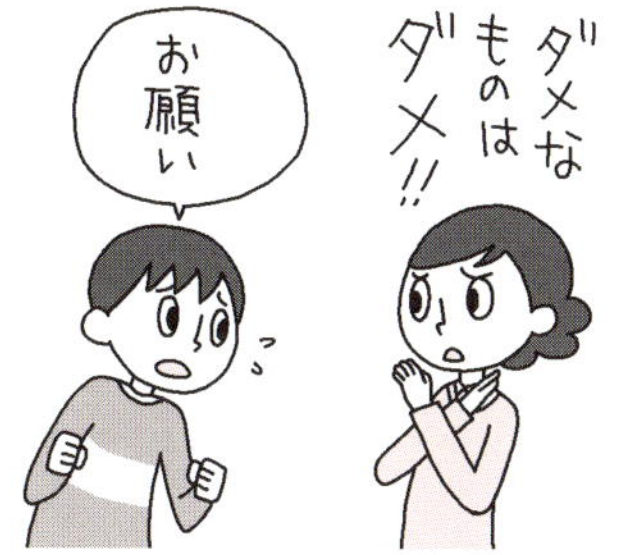
お願い
ダメなものはダメ!!

- よそはよそ、うちはうち、とはっきり言い渡す
- いったん決めたことは貫き通す
- 子どもの言いなりにはならない
- やって良いことと悪いことを、明確に示す

長期の目標を持ち、自分の行動が適切かどうか検証する

❸ 一喜一憂しすぎない

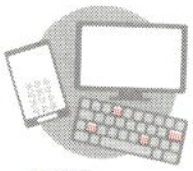

一気には回復しないと肝に銘じよう

依存症の回復には時間がかかると頭ではわかっていても、ちょっとうまくいくと、このまま回復するのではないかと、どうしても期待してしまいます。しかし、すぐに元の状態に戻ってがっくり――。

期待が大きければ大きいほど、落胆も大きく、子どものささいな変化に一喜一憂しているうちに、親のほうがストレスをため込んでしまいがちです。

回復には波があり、行きつ戻りつしながら少しずつよくなっていくのがふつうです。

1日単位、週単位で考えないで、月単位で回復傾向にあればよし、と考えるようにしてください。

また子どもはそうした経験で学び成長していきます。親が回復を肯定することで、子どもも自信を持って成長できます。

できるだけおおらかに構えるようにしていたほうが、順調に回復することが多いようです。

親が精神的に安定していた方が、子どもも安定します。

一喜一憂しすぎないでおおらかに

NG!

ネットの使用時間に目を光らせ、少しでも減ったら大喜び、元に戻ったら落ち込む、をくり返す

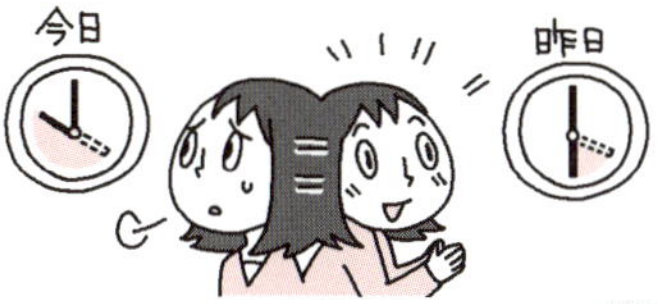

子どもの一挙手一投足に全神経を集中している

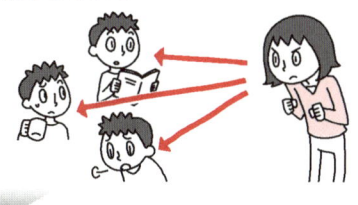

- 家の中が重苦しく、子どもは息がつまりそう。よけいにネットに逃げる

GOOD!

回復には長期間かかると腹をくくる

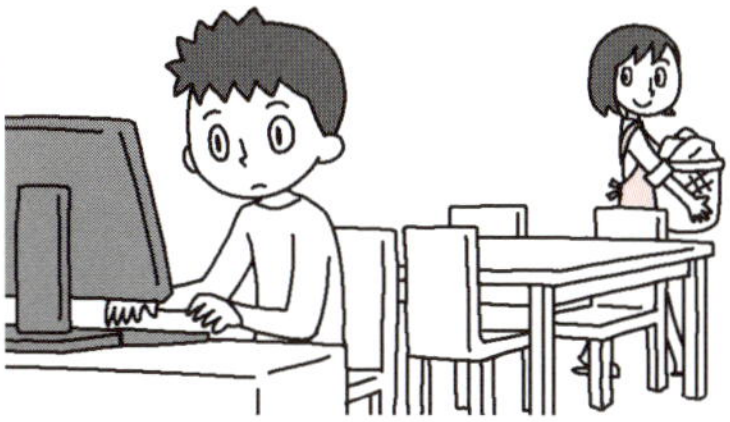

- いつもどおりの生活を続けながら見守る
- 自分を大切にして、子どもに振り回されない

GOOD!

ネット以外の活動を増やすように心がける

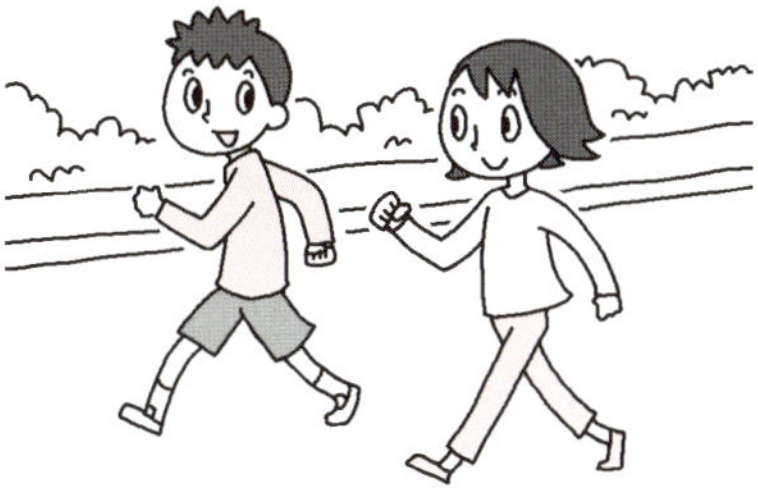

- ウォーキングやジョギングなどに子どもを連れ出す
- 子どもと一緒に料理をつくったり、買い物したりする

④ 1人で判断しない

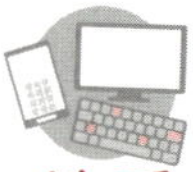

受け止めきれないときは だれかに相談しよう

何か問題が起こったら、また、自分1人では受け止めきれないと感じたら、迷わず誰かに相談しましょう。1人で抱え込んでいると視野が狭くなり、判断を間違えてしまうことがあります。将来を悲観して、自分がうつ状態になってしまうことも。

まず夫婦で話し合い、定期的に受診している医師やカウンセラーにも相談しましょう。あるいは、信頼できる親族や友人でもかまいません。話を聞いてもらうだけで気が楽になりますし、話しているうちにこれまで見えなかったことが見えてくることもあります。

親は子どものことならなんでもわかっていると思いがちですが、距離が近すぎて客観的な判断ができなくなっていることも少なくありません。

また、ネット依存症という予想外の事態にパニックになり、思考停止状態に陥ってしまうこともあります。

現在の状況を的確に把握するためにも、今後何が起きるか予測するためにも、他の人の意見を聞くことが大切です。

1人で判断しないで相談する

NG!

なんとか自分1人で対応しようとする

うちの子は特殊なケースだから
理解されないに違いない

身内の恥をさらすようで
世間体が悪い

こんなことで他人に迷惑を
かけられない

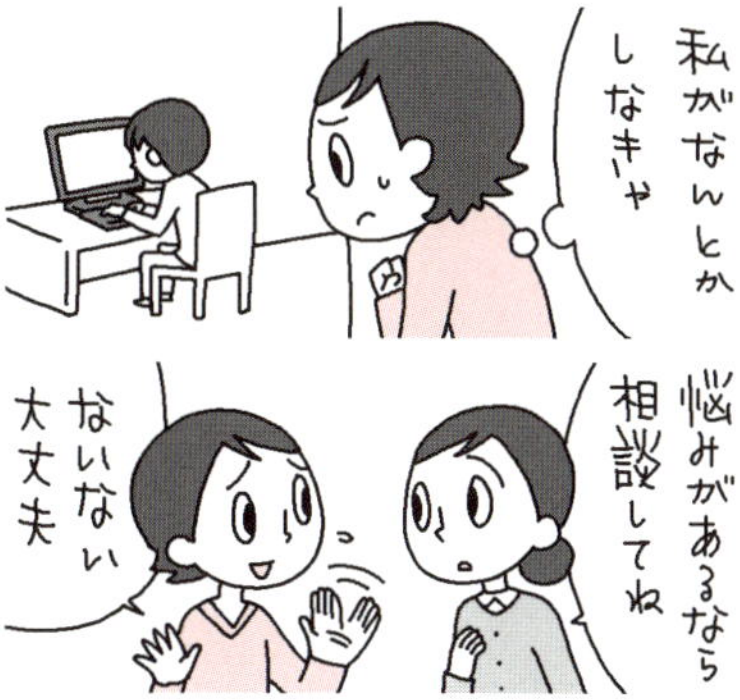
私がなんとかしなきゃ
悩みがあるなら相談してね
ないない大丈夫

- 誰しも依存症にかかることがある。恥ずかしがる必要はない
- 話すと自分の気が楽になる
- さまざまな視点で見たほうが、より良い解決策が見つかる

GOOD! 困ったときは周りの人に相談する

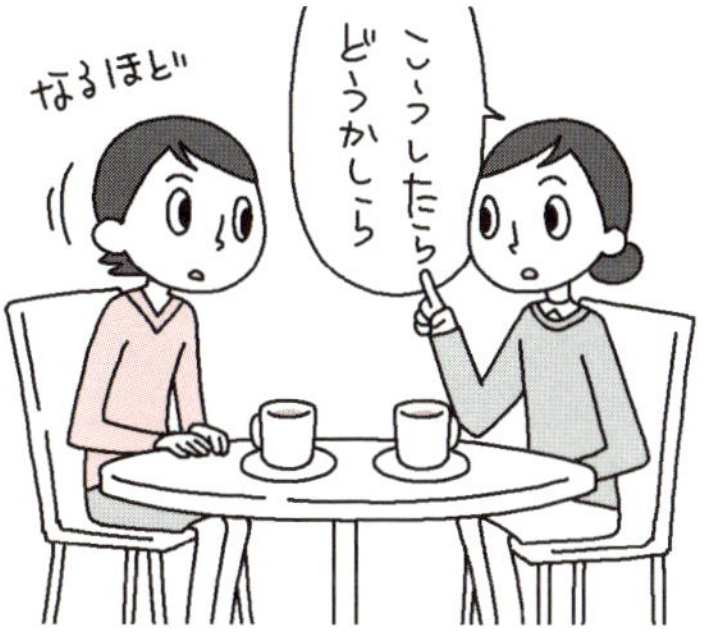
こ～うしたらどうかしら
なるほど

- 相手の意見に素直に耳を傾ける
- 重要な判断は自分1人でしない
- 今何が問題なのか冷静に分析する
- これから何が起こるか一緒に予測してもらい、対策を講じる

❺「私は……」で始まるメッセージで話す

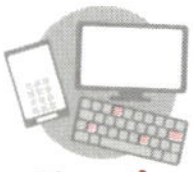

自分視点でやわらかく言おう

「あなたは」と切り出すと、どうしても相手を責める口調になってしまいます。それだけで子どもは警戒して、耳をふさぐでしょう。意識的に「私は……」と切り出すようにしてみましょう。

たとえば、「あなたはネットのやりすぎ。それはいけないよ」ではなく、「私はあなたの健康を心配しているの」と言うと、ずいぶん雰囲気がやわらかくなります。

誰しも頭ごなしに言われると素直に聞けなくなるもの。同じ内容でも、「私は戸惑っているの」「私はこういうふうに思うよ」など、自分視点で言葉をかけるようにすると、子どもの心に届きやすくなります。

本人の気持ちを聞くときは、まず「私はこう感じるの」と言って一呼吸置き、「あなたはどう？」と問いかけるようにしましょう。初めから「あなたはどう思うの？」と聞くと、詰問しているように受け取られてしまいます。

「私は」で始める「I《アイ》メッセージ」はコミュニケーションを円滑にしてくれますので、ぜひ活用してみてください。

■I《アイ》メッセージ

相手やその状況について、自分自身がどう感じているかを素直に伝える言い方。相手は受け入れやすい。逆に「あなたは」を主語とするものを「YOUメッセージ」と言い、非難や説教、評価などをするときによく使われる。相手の反発を招きやすい。

意識的に「I《アイ》メッセージ」を使う

NG!

「あなたは○○だから」

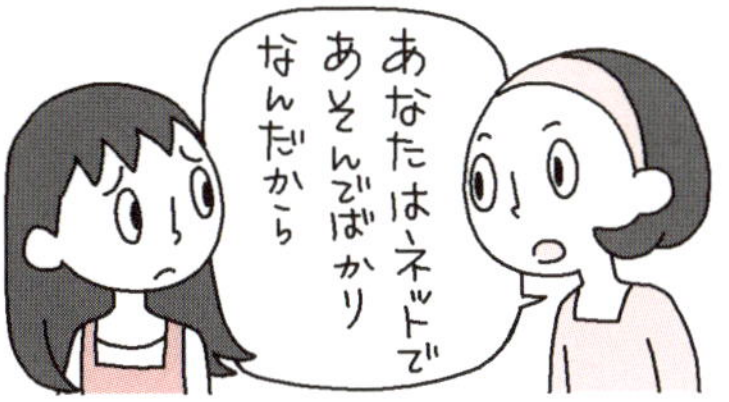
あなたはネットで
あそんでばかり
なんだから

● 責めているように、決めつけているように聞こえる

NG!

「なんであなたは○○なの？」

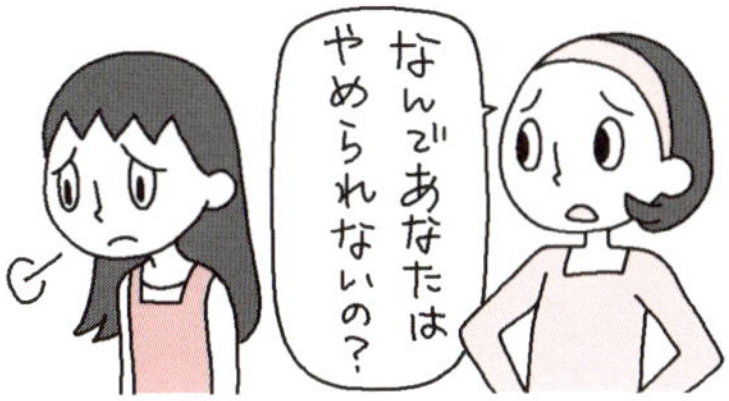
なんであなたは
やめられないの？

● 嫌味に聞こえる。本人をうんざりさせるだけ

GOOD!

「私は……」

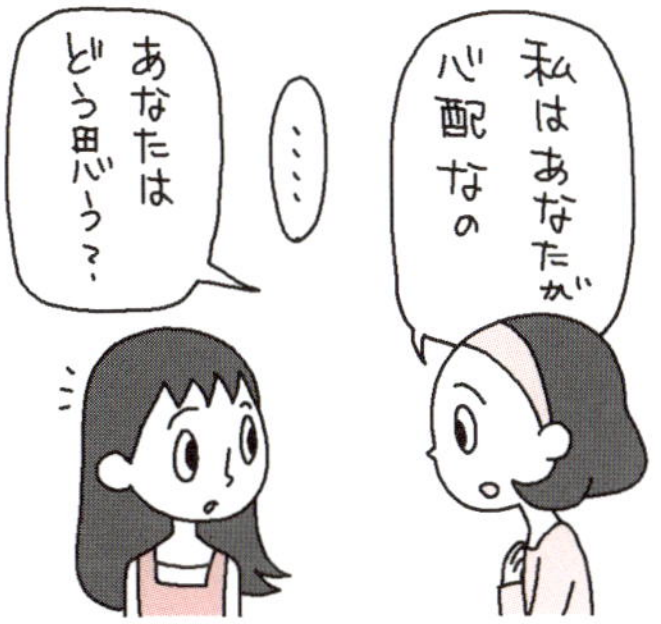
私はあなたが
心配なの
……
あなたは
どう思う？

● 自分視点で話しかけるとやわらかい口調になる
● 子どもに寄り添う言葉がけを心がける
● 本人の気持ちを聞くときは、まず自分の気持ちを伝え、一呼吸置いて「あなたはどう思う？」と問いかける

6 家族で同じ対応を目指す

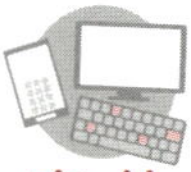

依存症への理解を深め 家族全員で共同戦線を張る

お父さんがダメと言っているのにお母さんは許してしまう、というふうに、家族の対応がバラバラなのはもっとも避けなくてはいけないことです。

夫婦で足並みをそろえるのはもちろん、祖父母や兄弟がいるのなら、統一戦線を張って、みんな同じ態度で本人に接するようにします。そうしないと、子どもはいちばん態度がゆるい家族をうまく丸め込もうなどと考え、新たなトラブルを招きます。傾向として祖父母は孫に甘く、また事態を楽観しがちです。隠れて援助してしまうこともありますので、ネット依存症がどういう病気で、どのような態度をとるのが適切か、しっかり説明しましょう。

家族全員で、正しい知識を共有することが大切です。

本人にはIメッセージで、心配している気持ちや医師とのやり取りから感じたことなどを伝えると良いでしょう。ネット依存症にかかわる資料を、いつでも読めるように目につくところに置いておくのも良いでしょう。

家族で問題についてよく話し合い、同じ対応を

NG!

家族間で意思疎通ができていない
依存症についての正しい知識を他の家族に伝えていない
依存症に対する考え方がそれぞれ異なり、本人への接し方がバラバラ

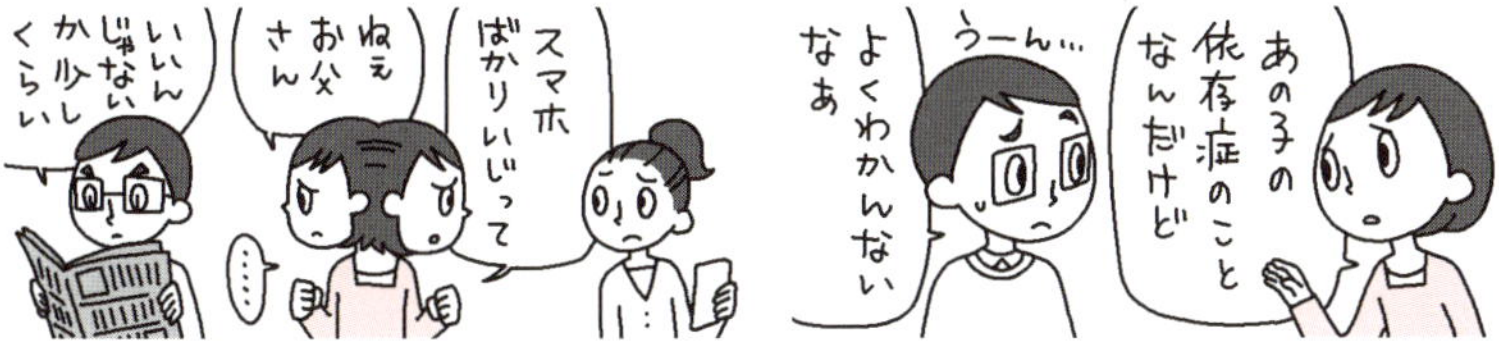
あの子の依存症のことなんだけど
うーん…
よくわかんないなあ
スマホばかりいじって
ねえお父さん
いいんじゃないか少しくらい
……

- 子どもは甘い顔をする家族を利用して依存を深める
- 他の兄弟に依存が伝染することがある

GOOD! 家族全員で改善していこう、という意識を持つ

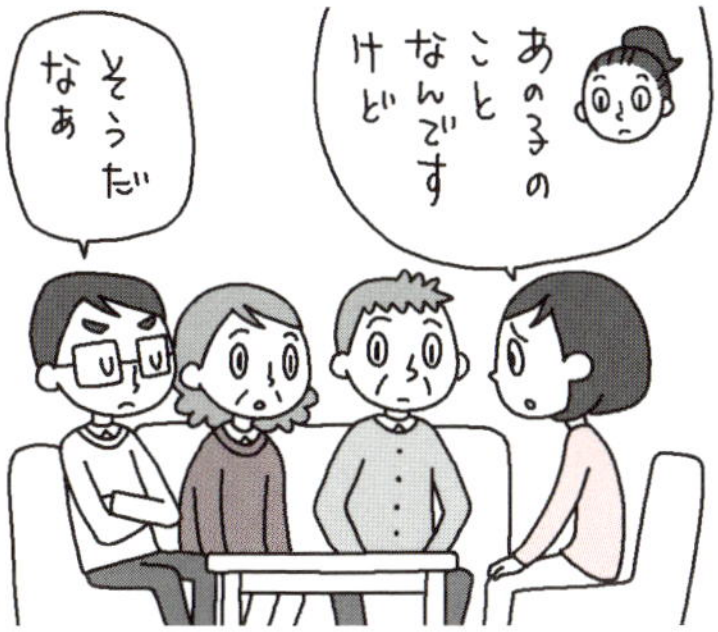
あの子のことなんですけど
そうだなあ

- 依存症への理解を深め、足並みをそろえる
- どのように本人に接すれば良いか、よく話し合う
- 本人を孤立させないように、「心配している、いつも見守っている」などと伝える
- 家族でレクリエーションを楽しむ

症例 家族の対応①

まともに食事もせず、オンラインゲームに熱中

中3女子

File

部活をやめてから日に15時間もゲーム

A子さんは吹奏楽部でクラリネットを担当。熱心に活動していましたが、部の活動方針や後輩の指導法などをめぐって他の3年生部員と衝突。部活をやめたのです。

それ以来、落ち込みが激しく、学校を休みがちになりました。生活のリズムが大きく変わり、暇をもてあまして何気なく始めたのがオンラインゲームでした。のめり込むまでさほど時間はかかりませんでした。

昼過ぎに起きるとまともに食事もとらず、着替えもせず、パジャマのままでネットに向かい、明け方まで、毎日15時間ぐらいゲームに熱中します。ゲームを始めて1ヵ月も経つと、もう学校どころではなく、完全に不登校になりました。

突然の異変に両親は不安と焦りと怒りで、気も狂わんばかりでした。受験も控えているのに、学校に行かないばかりか、ゲームに没頭しているのです。やつれた青白い顔を見ると心配が募り、ボサボサの頭でネットに向かっているのを見ると、怒りがこみあげます。なぜこんなことになったのか、悩みは深まる一方でした。

家族の対応

タイマーをつけ、コードを抜いた

「学校はどうするの？」「それじゃあ、卒業もできないよ」などと、さとしたり叱ったりしても、A子さんは泣くばかりで、話になりません。

ネットの使用時間を減らすためにタイマーをかけると、床にたたきつけて壊してしまいました。

「いい加減にしろ！」

ついに父親がキレて、パソコンのコードを引き抜いたのです。

すると、A子さんは狂乱状態になって父親にとびかかり、必死に取り返そうとしました。最後にはカッターナイフを持ち出してリストカットをしようとするので、大騒ぎになりました。

問題点と解決への道

A子さんの場合は、部の活動方針や後輩の指導法をめぐって、他の部員と意見が合わず衝突してしまったという、割合はっきりとしたきっかけがありました。

部活がなくなって生活のリズムが激変してしまったA子さん。熱心に活動していただけに、喪失感も大きかったことでしょう。

まずは、このような状況になった原因について話し合い、家族が理解を示すことが第一歩です。とはいえ、依存レベルはかなり進行していますので、専門家の受診をお勧めします。それと並行して、ネット以外の時間を過ごすように勧めてみましょう。旅行など、何でも結構です。ネット以外の楽しみを一緒に考えてみましょう。

症例 家族の対応②

高1男子

自宅からパソコンが消えてもネットカフェで10時間

File

母親のお金を盗んでネットカフェへ

B君は中学生のころからゲーム好きで、シューティングゲームにはまっていました。そのころいじめにあい、激しく戦うゲームでストレスを発散していたのです。

ほどなく親がいじめに気がつき、無事解決したのですが、ゲーム熱は高まる一方でした。

1時間だけという親との約束を守れず、リビングに置いてある家族共用のパソコンで、夜間に5～6時間はやってしまいます。

業を煮やした親がパスワードを設定して、一定の時間以上使わせないようにすると、パスワード解析ソフトまで手に入れて、ログインするのです。なんとか高校には進学したものの、思う存分ゲームをしたくて、今度はネットカフェに通うようになったのです。アルバイト代も通学費も、原付バイクのガソリン代もすべてネットカフェにつぎ込み、ついには母親の財布からお金を盗むようになりました。隠したお金も探しあて、売れるものは親兄弟の持ち物まで売ってお金をつくります。

こうして日々10時間もネットカフェに入

パスワード解析ソフト
パスワードを設定すると、承認されない限り、パソコンのファイルやプログラムなどにアクセスできなくなる。パスワード解析ソフトは、自分で設定したパスワードを忘れてログインできなくなったときに、確認するためのソフト。しかし、悪用して勝手に他人のパソコンに侵入する人もいる。

り浸るようになり、学校は退学。母親は心労のあまり、うつ病になってしまいました。

家族の対応

叱責をくり返しパソコンを撤去

B君は3人兄弟の長男で、そのぶん、期待も大きかったのです。他の兄弟はきちんとネットの使用時間を守るし、部活もし、友達ともよく遊んでいました。

兄弟のなかでB君だけがなぜこうなのかわけがわからず、父親はなんとか学校に行かせようと、顔を見ると叱りつけ、長々と説教をしました。それでもゲームをやめないので、ついにパソコンを撤去したのです。その結果がネットカフェ通いでした。

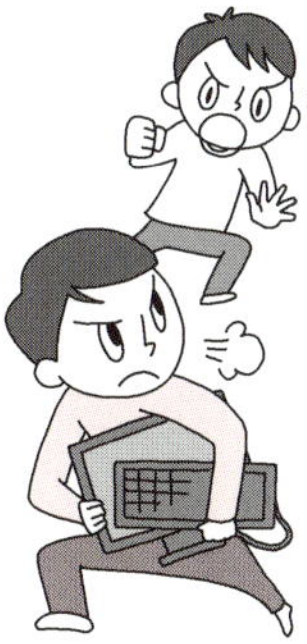

問題点と解決への道

家族は本人の行動をコントロールすることに、相当のエネルギーを費やして、本当に大変な状況だと思います。特にシューティングゲームは非常に依存性が高いので、扱いが大変です。

まず、家族は金銭の管理を徹底して、本人にネットカフェに行けるお金が手に入らないようにしましょう。その上で、ゲーム時間について話し合い、制限を設けることをトライする価値はあります。行動上の問題があるので、入院治療が必要かもしれません。その際には、シューティングゲームのアカウントを消すことを治療目標にします。専門家や他の家族からも対応方法を学ぶために、家族会への参加もお勧めします。

症例

ゲームにはまり昼夜逆転から不登校へ

家族の対応③

高1男子

File

人生を捨ててもゲームは捨てられない

中学時代は快活でバスケットボール部に所属していたC君。無事合格して気がゆるんだのか、第一志望の高校に入学したころから、オンラインゲームにはまるようになりました。起きている時間はひたすらゲーム、ゲームで、毎日10時間以上はゲームに費やします。

しかし両親は共働きで忙しく、特に母親は親の介護も重なり、子どものそういう状態にすぐには気づかなかったのです。

しだいにC君は朝起きられなくなり、ついに体調が悪いと言って学校を休み始めました。

このころからC君はイライラしたり暴言を吐くことが増え、物を投げて壁に穴を開けるなど、人が変わったように乱暴になりました。顔つきも以前とは違い、能面のように無表情です。

ここに至って、さすがに両親もネット依存に気づき、「ゲームを捨てないと、人生を捨てることになるよ」とさとしたのですが、「人生を捨ててもゲームはやめられない」と言われてしまったのです。

家族の対応

心療内科へ連れていっても解決しない

母親はあわてて心療内科に連れていきました。すると、簡単な診察で「適応障害」という診断が下されたのです。「うつ病かもしれないから、ゆっくり休ませるように」と言われ、抗うつ薬と睡眠剤が処方されました。

薬を服用すると、ますますC君は朝起きられなくなり、ひきこもり状態になりました。母親はまた別の病院に連れていったのですが、やはり同じ診断でどうすることもできず、結局留年してしまったのです。

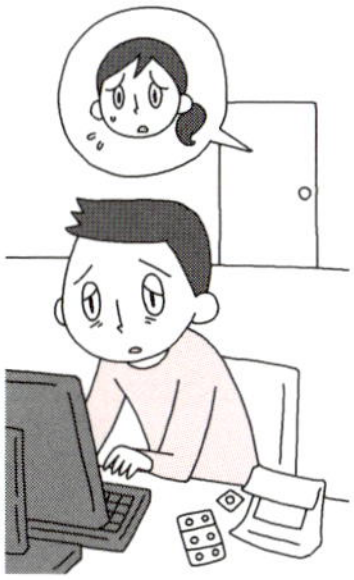

薬を飲んで
ひきこもり状態に

問題点と解決への道

C君の両親は異変に気づいて心療内科を受診させたのですが、適切な診断が下されませんでした。まだ、ネット依存症が専門家にも十分認知されていないことが原因です。

依存がかなり進行していると思われるので、できるだけ早くネット依存症の専門病院を受診させて、治療を受ける必要があります。

昼夜逆転などの生活スタイルを改善するために、一時的入院が必要になることもあります。家族内では、それと並行してネット以外の時間を過ごすように勧めてみましょう。本人がネット以外に楽しみを見出せる活動を一緒に考えてみましょう。

症例

家族の対応④

お金を持たずにネットカフェに通い指名手配？

高2男子

File

ネットカフェだけが安らげる場所だった

D君はもの静かで成績もよく、やさしい子でした。ところが、中学が荒れ始め、いじめられるようになりました。傷ついて家に帰ると父親は暴力的で、母親をかばっては弾き飛ばされるような日々でした。

学校にも家にも居場所はなく、そういう状況から逃げたかったのか、オンラインゲームに熱中するようになりました。

高校入学後もゲームばかりしているので、パソコンを触らせないようにしたとたん、ネットカフェに出入りするようになったのです。

学校に行くと言って家を出て、実はネットカフェでゲーム三昧。お金がないのに12時間も居座り、精算時に一銭もないのがばれて、店から家に督促の電話がいく、というくり返しでした。そのつど、母親が支払いに出向いていました。そうしないと、警察に突き出されるからです。金額はしだいにふくらみ、何万円単位にもなりました。

母親が頼んで入店させないようにしてもらい、受付に顔写真を張り出されるまでになりました。まるで指名手配の犯人のようです。ときには、警察から連絡が来ることもありました。

家族の対応

疲労困憊し役所に相談

母親は、ネットカフェ代の支払いに窮し、また、どのような対応をすれば良いのかわからず、役所に相談しました。

すると、ネット依存症の専門病院を紹介されたのです。藁《わら》にもすがる思いで受診させたところ、軽度の発達障害があることがわかりました。

問題点と解決への道

D君は暴力的なお父さんからお母さんを必死で守ろうとするような、やさしい子でした。だからこそ、ネットに逃げるしかなかったのでしょう。受付に子どもの顔写真を張り出されるなんて、お母さんはさぞ切なかったことと思います。

D君の場合は発達障害もあるので、発達障害の適切な治療を併用する必要があります。その場合、やはりネット依存症と発達障害の両方を診てくれる専門医療機関に相談するのがよいでしょう。場合によっては、適切な薬物治療が状態を緩和してくれるかもしれません。

またソーシャルスキルトレーニング（176ページ）なども一助になるでしょう。

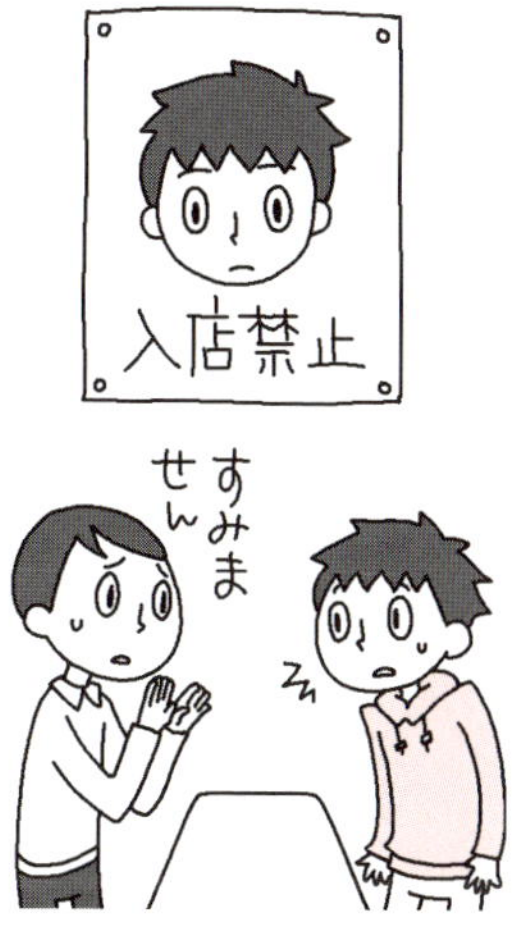

ネットカフェに顔写真が！

症例

家族の対応⑤

中1男子

リアルの友達よりも、ネット上にフレンドがいればいい

File

大人だらけのオフ会にも参加

E君は帰国子女で小学4年生のころ、日本に帰ってきました。中学に入ってから人間関係がうまくいかず、いじめられて、学校を休みがちになりました。そのころから、暇つぶしに始めたオンラインゲームに熱中するようになったのです。スカイプでゲーム仲間の大人としゃべりながら、明け方近くまで戦闘ゲームをやるので、遅刻や欠席が増えていきました。

リアルの友達はほとんどいませんが、ネット上のフレンドとの交流は広がってい き、オフ会にも参加しました。20代の男性5〜6人の中に中学生が1人。相手は大人ばかりですが、それでも、リアルの友達と遊ぶより楽しかったようです。

母親は「いじめが原因で学校に行けない、安心して登校できるような対策を」と訴えたのですが、学校側は「ゲームで夜更かししているから来られない」と決めつけ、何も対応してくれませんでした。

そのため、はじめは週に1日休む程度だったのに、とうとう夏休み明けから、学校に行かなくなってしまったのです。

家族の対応

自分を責めて子どもの言うままに

母親は、仕事が忙しくて十分に子どもを見てやれなかったのがいけなかったと自分を責め、ねだられるままにプリペイド式の電子マネーを買い与えていました。E君はアイテム課金などで、月に5～6万円もゲームに使っていたのです。

父親が怒ってパソコンのコードを切ってしまったこともありますが、子どもに懇願され、母親が買い直していました。

問題点と解決への道

E君は、中学入学後にいじめられて、不登校になってしまいました。お母さんが学校に訴えたにもかかわらず、適切な処置をとってもらえなかったのです。ゲームの費用も、かなりの額に上っています。

夫婦で対応が違うのもよくありません。転校も視野に入れ、夫婦で足並みをそろえて、いじめの解消に取り組んでください。

また、いじめの背後に何があるのか見つけることが重要です。ネット依存症の子どもの中には、対人関係を構築するのが苦手な場合が少なからず見られます。ネット依存症の治療と並行して、カウンセリングなどこの問題への対応も重要です。その場合、子どもの心の評価を受けることが欠かせません。

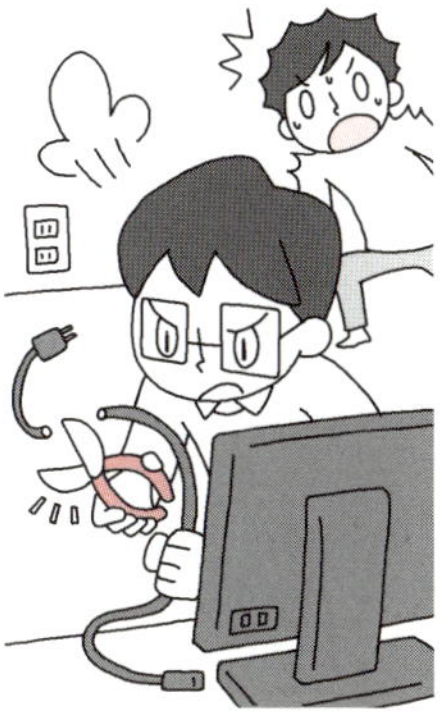

パソコンのコードを切ってしまった！

症例 家族の対応⑥ 高1女子

スマホだからやめられない。いつでもどこでもスマホでLINE

File

スマホを見ないと不安でたまらない

B子さんの1日はスマホで始まりスマホで終わります。

目覚めるとまずメッセージがないかチェック、食事中も会話中もトイレに行くときも、さらには入浴中も、水がかからないようにビニール袋に密封したスマホを持ち込んで見ています。まさに1日中、かたときも離しません。

熱中しているのはLINEです。延々とメッセージのやりとりをしています。

テニス部に入りましたが、すぐにやめました。面倒くさい上下関係があるし、練習よりスマホのほうが楽しいからです。

それに、スマホから目を離すと話題から取り残されるかもしれない、と心配で見ずにはいられません。

ベッドの中にまで持ち込んで睡眠不足となり、体調が悪いとウソをついて、学校を休むようになりました。

家族の対応

強引にスマホを取り上げようとしたが失敗

母親はスマホの使用を減らすように、注

意し、食事中や会話中にスマホを見ると、マナー違反と厳しく叱りました。

　ところが、予習のためだとか、友達に急いで連絡しなければいけないとか、いろいろな言いわけをします。

　強引に取り上げようとすると泣いて大暴れして、手がつけられなくなります。

　そこで、夜10時以降はリビングに置くというルールをつくりましたが、母親が寝るとこっそりベッドに持ち込むので、意味をなしませんでした。

問題点と解決への道

　B子さんは、スマホから離れられず、ついには学校を休むようになってしまいました。心配したお母さんは注意したりルールをつくったりしたのですが、うまくいきませんでした。

　このような場合でも、スマホ使用のルールをもう一度話し合う余地はあります。その場合、時間などについて親の押しつけではなく、本人に決めさせるのも手です。親からみたら、それがとても甘いルールであったしても、やらせてみてください。

　もちろん、うまくいかなかった時にはどうするかも、本人に決めてもらい、それを実行するようにしましょう。ルールづくりに第三者に入ってもらうのは効果的です。その意味でも、専門家のいる病院の受診をお勧めします。

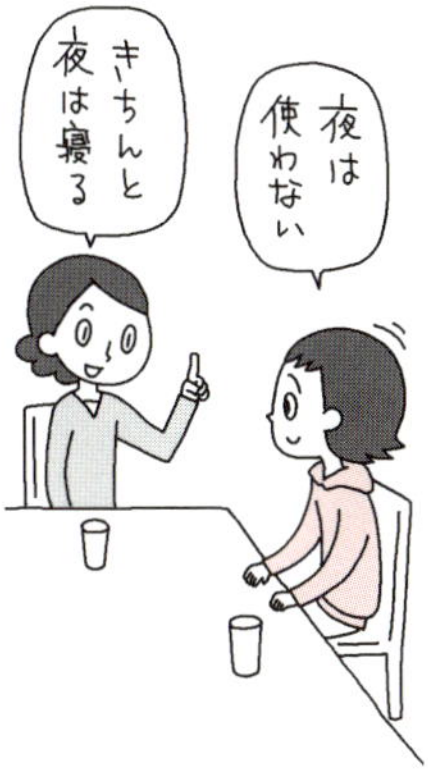

子どもと一緒にルールづくりを

コラム 4 愛があふれる使用契約書「スマホ 18 の約束」

2012 年アメリカのマサチューセッツ州で、13 歳の息子グレゴリー君に、iPhone をクリスマスプレゼントとして送った母親の書いた使用契約書「スマホ 18 の約束」。

厳しくも愛にあふれるその内容から、アメリカ国内だけでなく、日本でも大きな反響を呼びました。

その一部をここに紹介します。家庭内でのルールづくりの参考にしてください。

使用契約書「スマホ18の約束」（一部抜粋）

①これは私の iPhone です。私が買って、あなたに貸してあげています。私ってやさしいでしょ？

②パスワードは私が管理します。

③これは電話です。鳴ったら必ず出てください。それがママかパパだったら絶対に出ること。

④学校のある日は前夜 7 時 30 分に、休日前は夜 9 時にママかパパに iPhone を預けなさい。次の朝 7 時 30 分までシャットダウンしておきます。親が出るかも知れない家の電話に電話できないような相手なら、その人には電話も SNS もしてはいけません。

⑤ iPhone を学校に持って行ってはいけません。メールでやり取りする相手とは直接会話をしなさい。

⑥もしトイレや、地面に落として破損したり、紛失した場合は、修理費用は自己負担です。

⑦この機械を使ってウソをついたり、人をバカにしないこと。ネットいじめにかかわるようなこともしてはいけません。人のためになることを第一に考え、ケンカに参加しないこと。

⑧人に面と向かって言えないことを、この携帯電話を使い、メールで送らないでください。

⑨友達の両親の前で言えないようなことをメールでしないこと。

⑩ポルノは禁止です。私と共有できるような情報をネットで調べてください。もしわからないことがあれば、誰かに聞きなさい。なるべく私かパパに聞いてね。

⑪公共の場では電源を切るか、マナーモードにすること。特にレストラン、映画館など他の人としゃべっているときは気をつけなさい。あなたは失礼なことをする人ではありません。iPhone を持っても変わらないでください。

⑫あなたや他人のプライベートな写真を送ったり受け取ったりしてはいけません。バカにしてもいけません。あなたがいくら賢くても、そういうことがしたくなる時期がやってきます。それはとってもリスクが大きく、学校生活だけでなく人生さえも壊してしまう可能性があります。

⑬膨大な数の写真やビデオを撮らないこと。すべてを記録する必要はありません。経験を大切に。

⑭ときどき iPhone を家に置いて行きなさい。iPhone はあなたの人生でも、あなたの一部でもありません。これなしで生活することを覚えてください。

⑮新しい曲、クラシックなど、いろいろな曲をダウンロードしなさい。いまは昔と比べて音楽を簡単に聴けるようになりました。この環境を活用してあなたの視野を広げてください。

⑯ワードゲームや難しいパズルなども解いて、脳をきたえなさい。

⑰窓の外を見て鳥の声を聞いて、散歩に出かけ、知らない人とも話すようにしなさい。グーグルで検索せずに思考しなさい。

⑱約束が守れないようなら、iPhone を没収します。そして一緒にそのことについて話し合います。またやり直しましょう。あなたと私はいつも何かを学んでいるのです。私はあなたのチームメイトです。一緒に答えを出して行きましょう。

「スマホ 18 の約束」の原文・全文（英語） http://www.janellburleyhofmann.com/gregorys-iphone-contract/

第5章

ネット依存症の治療

ネット依存症は病気として治療する

放置すると社会復帰が困難に

現在のところ専門家の間でも、ネット依存症についての見解は分かれています。ネット依存症は思春期に起こる一過性の問題にすぎず、放っておいても自然に良くなる、という意見もあります。

もしそう考えるのであれば、ネット依存症は病気ではないということになります。

しかし、現実問題として、何年も依存状態が続き、しだいにそれが固定化していくケースが多く見られます。自然に治ることはまれで、他の依存症と同じく、依存期間が長引けば長引くほど、回復しにくいこともわかってきました。

5年も10年もひきこもってネットに没頭した後に、ようやく目が覚めても遅すぎるのです。その間、履歴書に書ける社会的活動が何もないので、就職活動も困難です。たとえ就職できても、対人経験が乏しいので苦労します。これは本人にとっても家族にとっても、非常に辛いことです。

たかがネットと思うかもしれませんが、何年も依存状態が続くと、将来に大きな影響をもたらします。社会的にも経済的にも、健康面でも、支払う代償はあまりにも大きいと言えるでしょう。

ですから、多くのものを失う前に、子どもの異変に気づき、治療を促さなければなりません。ほかの病気と同じように、早期発見、早期治療が回復への早道です。

最初に子どもの変化に気づけるのは、学校の教師でも友人でもなく、ひとつ屋根の下で暮らしている家族です。子どもが怒るから、依存を認めないからといって、放置していてはいけません。

ネット依存症は病気であるということを、しっかり認識しましょう。本人も心の奥底では「このままではいけない」と感じ、やめなければと葛藤しています。その瞬間を見逃さないで働きかけることが大切です。本人が問題を自覚できれば、「治したい」という意欲がわいてくるはずです。

ひきこもりが先にあるときはその原因を取り除くことが先決

ネット依存症のほとんどは、ネット依存になったためにひきこもっているケースです。彼らはオンライン上の人間関係を強く求めており、むしろ「人間関係依存」ともいえます。実際オフ会で、ネット上の仲間と会うこともあります。

逆に、もともとひきこもりがあって、暇つぶしからネット依存症になるケースもあります。こういう場合は、ネット依存症の治療をしても、ひきこもりの原因を取り除かないと問題は解決できません。

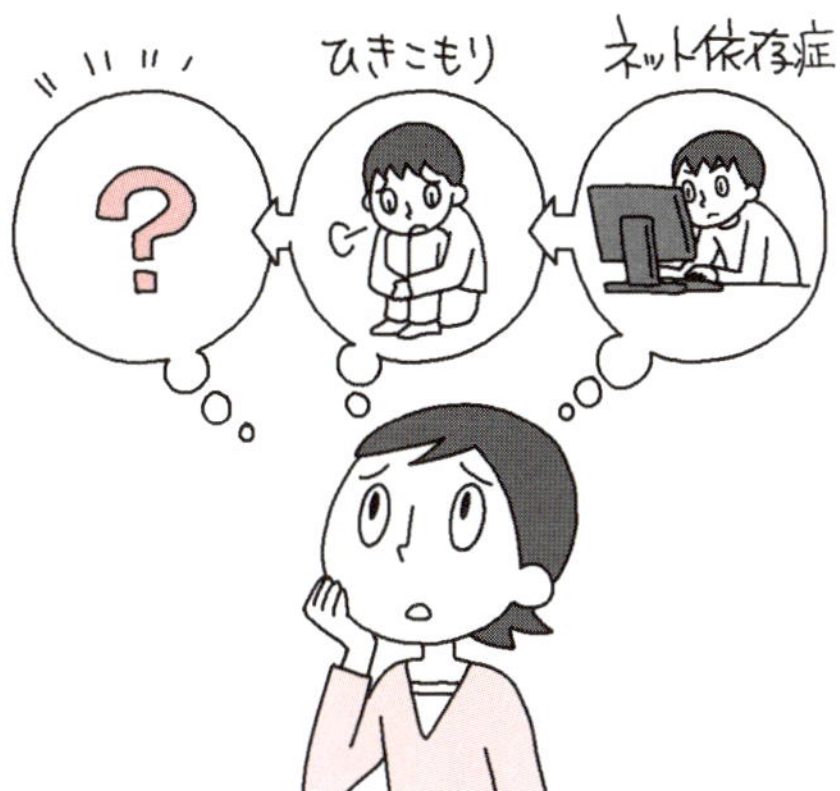

病院の選び方

ネット依存症の専門病院は数が少ない

受診しようと思っても、どこに相談したら良いのかわからないという人は多いものです。実は、ネット依存症を治療の対象としている医療機関は、日本には非常に数少ないのが現状で、今後、徐々に広げていこうという段階なのです。

遠方で足を運ぶのが困難な場合は、小児科や、児童・思春期の専門医のいる医療機関を受診すると良いでしょう。少し前までは対応が難しかった医療機関でも、ネット依存症への意識と理解が高まり、対応が広がっています。

依存症専門病院では、認知行動療法や作業療法、勉強会、患者同士のミーティングなどによって回復を図ります。

依存症患者の症状や発症の背景、性格傾向などは類似点が多く、治療法も共通している部分があります。ネット依存症に対しても、これらの治療は有効です。

ただし、ネット依存症を、治療が必要な依存症とは考えていない専門家も少なくありません。まずは電話で、対応してくれるかどうか、問い合わせてみましょう。

様子を見ると治療が遅れてしまう

心療内科やメンタルクリニック、精神科などに相談するのも良いのですが、精神科医の間でも、まだネット依存症は広く認知されているとは言い難い状況です。

「飽きるまでゲームをやらせれば良い」という論外のアドバイスをされたり、子どもが学校に行かないと訴えると、「適応障害」と診断されることもあります。

また、スクールカウンセラーに相談したら「様子を見ましょう」と言われてしまったという例もあります。

このようなアドバイスに従っていると、事態は悪化する一方です。その間にネット依存症はどんどん進行してしまいます。「様子を見る」は治療を遅らせる元凶です。

ネット依存外来相談者の内訳

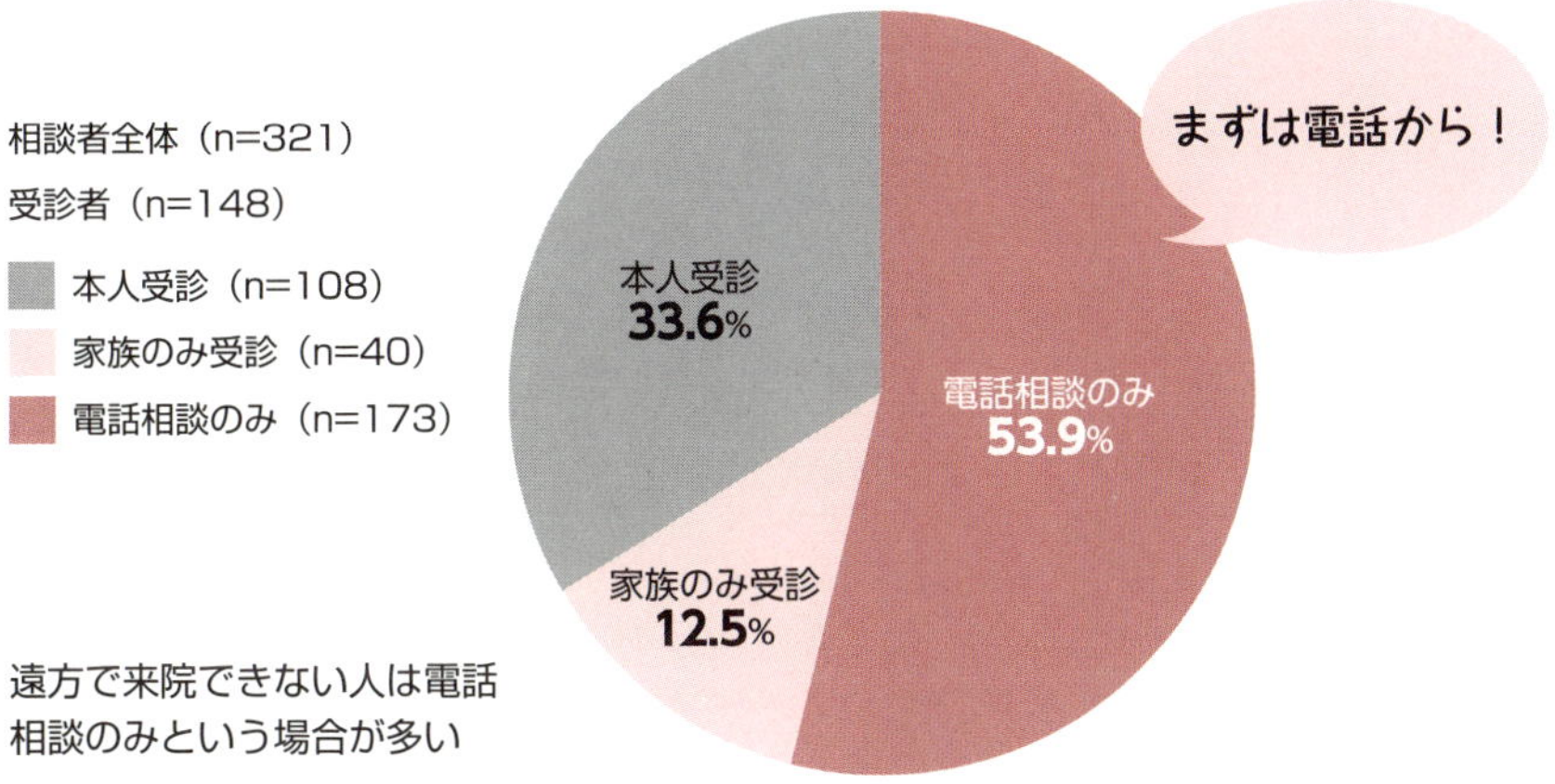

＊久里浜医療センター TIAR 受診者のデータより

地域の保健所などに相談しよう

適当な医療機関が見つからない場合は、地域の保健所や精神保健福祉センターに相談してみましょう。家族だけで抱え込まないことが大切です。

保健所は都道府県や政令指定都市などに設置されている公的機関です。地域住民の健康を守るため、さまざまなサービスを行っています。

心の病気や悩みについても、医師や精神保健福祉相談員などが、相談に乗ってくれます。

精神保健福祉センターも公的機関で、各都道府県、政令指定都市に1カ所は設けられています。

精神科医やソーシャルワーカー、臨床心理士などが相談に応じ、病院の情報なども提供しています。

発達障害が疑われるときは並行して対応

発達障害の共通点は、コミュニケーション力が低く、対人関係がうまくいかないことと、こだわりが強いことです。

軽度の場合は、本人も家族も気づかないことがあり、ネット依存症の治療をしているうちに、発達障害だとわかるケースもあります。

そのような場合は、治療が難しくなることが多く、ネット依存症の治療をしただけでは改善させることはできません。

できれば発達障害とネット依存症の両方に通じた専門医のいる病院を受診してください。

精神保健福祉センター
精神保健の向上及び精神障害者の福祉の増進を図るために設置された相談機関。心の病気を持つ人や家族の相談に乗り、自立支援も行っている。アルコール依存症、薬物依存症、青少年の精神医学的問題などについても、専門の職員が相談に応じている。電話相談も受けつけている。

病院の選び方

ネット依存症の専門病院、あるいは専門科がある医療施設

ベストだが数が少ない

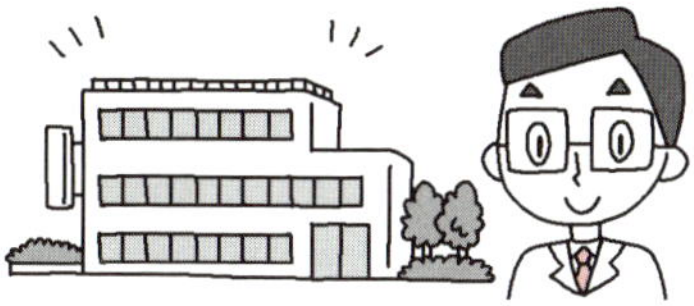

ネット依存症を専門に扱っている主な施設

- 久里浜医療センター　神奈川県横須賀市
- 成城墨岡クリニック　東京都世田谷区
- 大阪市立大学医学部附属病院　大阪市阿倍野区
- 東北会病院　宮城県仙台市青葉区
- 希望ヶ丘病院　熊本県上益城郡御船町

2014年3月現在

依存症専門の医療施設

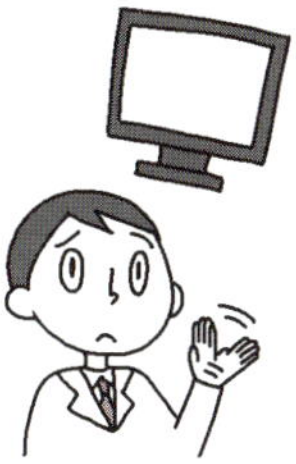

依存症には詳しいが、ネット依存症には対応していないところもある

精神科、心療内科、メンタルクリニック

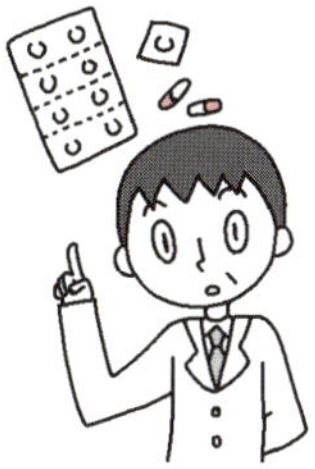

まだまだ精神科医の間でも浸透していないネット依存症。医師、医療機関によっては有効とは言い難いアドバイスが返ってくることも

公的機関

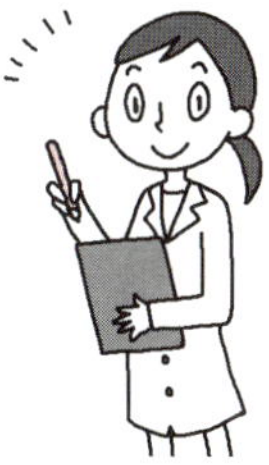

保健所、児童相談所精神保健福祉センターなど。
地域にあるので気軽に相談できる。教育相談、就労支援など幅広く扱っている

発達障害が疑われるとき

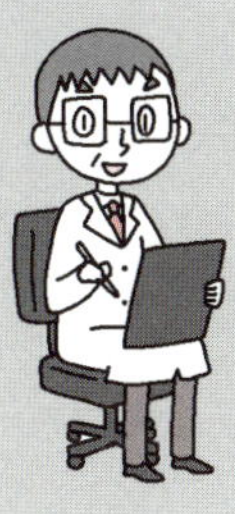

発達障害支援センターや専門の医療機関に相談してみると良い

できるだけ早く治療を開始

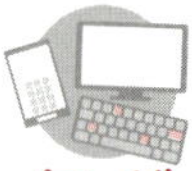

どんな状態でも気になれば受診を

一般的にネット依存症は早期の対応が望ましく、生活に深刻な影響が出る前に受診して治療を始めたほうが回復は容易です。健康面や生活面、学業面への影響を小さく抑えられるでしょう。

このごろ子どもが部屋にこもりっぱなしになっている、イライラしていることが多い、口数が急に減った、片時もスマホを離さないなど、何か思い当たることがあったら、早期の受診を検討してください。思春期、反抗期の子どもにはよくあることと思いがちですが、見極めは不登校、昼夜逆転など日常生活への影響です。

ネット依存症は他の依存症に比べ、非常に進行が速いという特徴があります。たとえばアルコール依存症では、治療を開始した時点で飲酒歴20年以上という人はざらにいます。

しかし、ネット依存の場合は、ネット歴2ヵ月程度で、本人の言動や態度がみるみるおかしくなるケースがあります。

この時点ですぐに行動を起こせば、子どもは比較的容易に引き返せます。

とはいえ、たいていの場合、子どもは受診を拒否します。自覚がない、あるいは自分が依存症とは認めたくないのです。

そんなときは無理強いするより、親だけでも受診しましょう。1人で悩みを抱え込んでいると、親のほうが精神的にまいってしまいます。専門家に相談し、悩んでいるのは自分だけではないとわかると、心がずっと軽くなるでしょう。

受診までの流れと診断の目安

まずは、目指す医療機関に電話をしましょう。施設によって異なりますが、専門病院では、臨床心理士が状況を電話で聞き取ることが多いようです。いつから、どんな使用状況かを伝えられるようにまとめておきましょう。

ネット依存症で相談・受診する患者は増えている

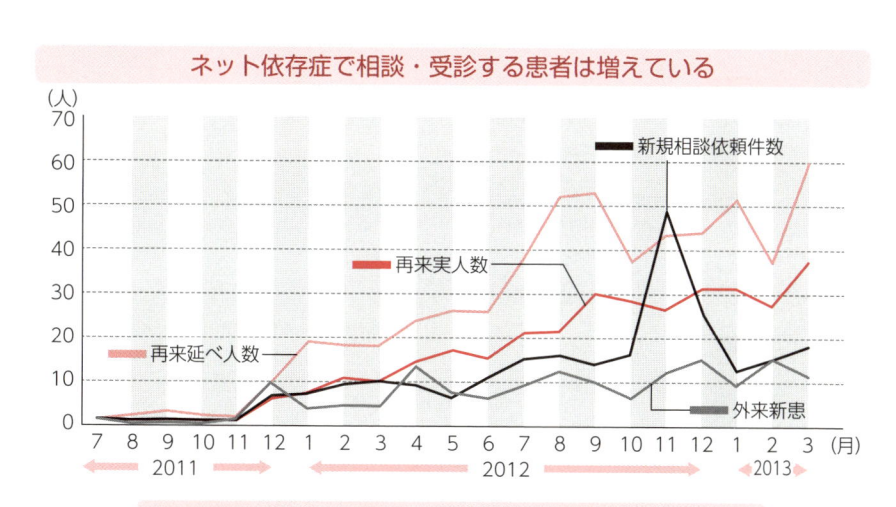

患者が増加するのと同時に、ネット依存症の認知が広まった

＊久里浜医療センター TIAR 受診者のデータより

本人を連れていける場合は、そのまま初診の予約、受診となります。本人が拒否する場合は、電話相談にとどめるか、親だけで受診するかを判断します。

受診してもネット依存症の診断基準はまだ確立されていません。久里浜医療センターでは、健康や社会生活、家族に問題が明確にあらわれているケースを治療の対象としています。

２０１３年５月に米国精神医学会からリリースされたＤＳＭ－５という診断ガイドラインに、「インターネットゲーム障害」のガイドラインが掲載されています。残念ながら、これはまだ試案の段階で、医学的根拠がさらに蓄積された段階で、正式収載となります。しかし、ネット依存症の診断には非常に有用です。このガイドラインはインターネットゲームに特化しています

インターネットゲーム障害

過去 12 ヵ月の間に以下の 5 項目以上に該当する

1	インターネットゲームへの没頭 (前回のゲーム活動について考えたり、次回のゲームのプレイを楽しみにしたりする、など)
2	インターネットゲームが取り上げられると、離脱症状が生じる (典型的には、イライラ感、不安、悲しみなど)
3	インターネットゲームに従事する時間を増やす必要がある
4	インターネットゲームへの参加を制限する試みの失敗
5	インターネットゲームによりもたらされた、インターネットゲーム以外の以前の趣味や娯楽への興味の喪失
6	心理社会的問題を認識しているにもかかわらず、ネットゲームの過度の使用を継続する
7	インターネットゲームの分量について家族、治療者またはその他の人をだます
8	負の気分（例：無力感、罪悪感、不安）からの逃避や緩和のためにインターネットゲームを使用する
9	インターネットゲームへの参加のために、重要な人間関係、仕事または教育・職業の機会を危うくしたり、失ったりする

＊翻訳および一部改変: 久里浜医療センターTIAR

が、ガイドラインの「ゲーム」を「インターネット」と置き換えるとすべてに使えるようになります。

長い目で見守ることが大切

どんな依存症もそうですが、一朝一夕には改善しません。医師との信頼関係を築きながら、依存の対象になっているものを徐々に絶っていくので、長い時間がかかります。ネット依存症の難しいところは、現代の生活において、ネットを完全に排除するのは困難だということです。いまやネットは必需品であり、それがなくては、生活にも仕事にも支障が出てしまいます。ですから、全面的に絶つのではなく、コントロールすることを目指します。

依存症は再発が多い病気です。「すぐに元の状態に戻る」からこそ、依存症なのです。改善してきたからと言って油断せず、長い目で見守ることが大切です。

基本的には薬物治療は行わない

基本的にはネット依存症の治療に薬物は使いません。現状では薬物で依存症自体が改善するという例はありません。

ただし、睡眠障害に睡眠薬など限定的に用いるケースはあります。

また、社交不安障害やうつ病など、他の疾患を合併している場合は、抗不安薬や抗うつ薬を用いて症状を改善しながら、ネット依存症の治療も進めていきます。またネット依存症の影にＡＤＨＤや発達障害がある場合は、それらに対する薬物療法で、ネット依存症が改善することもあります。

1 治療方針を決める

治療の目的は、ただ単にネットの使用時間を減らすことではありません。健康的な活動を増やして、結果的にネットの時間を減らしていくことが大切です。

本人がかたくなな態度を崩して、自身の問題に向き合う気持ちになったとき、本当の意味の治療が始まります。

現在医療機関で行われている主な治療法として、記録法、認知行動療法、運動療法、作業療法、ソーシャルスキルトレーニングなどがあります。基本的には外来診療ですが、必要に応じて入院治療を行うこともあります。

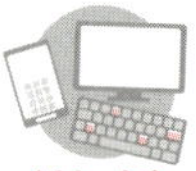

健康的な活動を増やしていく

ネット依存症の治療では、それぞれのバックグラウンドを理解したうえで治療方針を決め、その子に合ったアプローチをしていきます。

ネット依存症には陥っていても、どの子にも健全な部分が残っています。学校に行かなくては、という思いが心の片隅にあります。その部分を引き出して、少しずつネット以外のことにも目を向けるように働きかけていきます。

医療機関での主な治療法

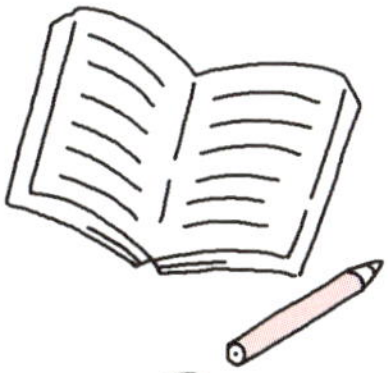

記録法

日々の行動記録をつける

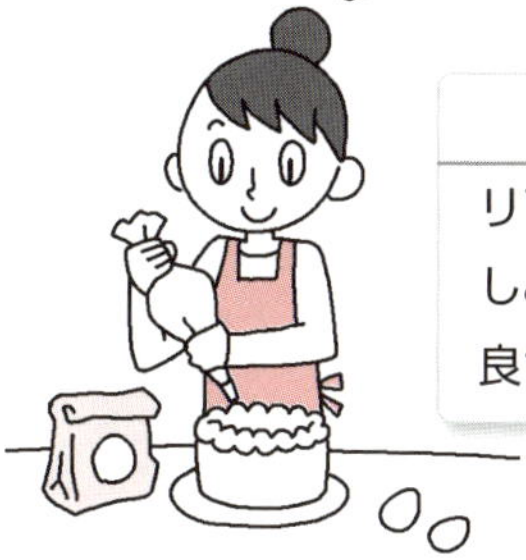

認知行動療法

認知の偏りを修正し、客観的にとらえ直す

作業療法

リアルな世界での楽しみを見つけ、心地良さを体感する

運動療法

体を動かす爽快感を味わい、運動不足を解消する

ソーシャルスキルトレーニング

人間関係がうまくいくようにソーシャルスキルを磨く

入院治療

ネットから離れ、規則正しい生活のリズムを取り戻す

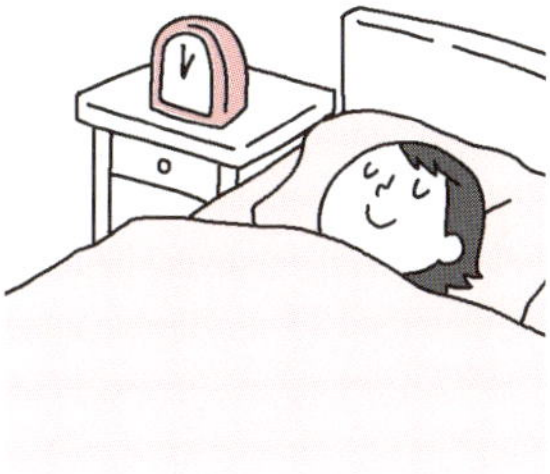

② 1日の行動記録をつける

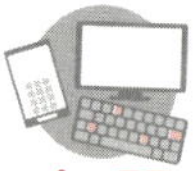

記録することで客観視できる

記録法は単純な方法ですが、自分の問題を具体的な数字によって認識できますし、診察にも役立ちます。

患者は毎日、何時に何をどのくらいしたか記録します。書き込む内容は人によって異なりますが、基本的には、「起床時間」「食事」「入浴」「休息」「インターネット」「就寝時間」などです。

インターネットでは、具体的に何をしたか、ゲーム名、サイト名なども記入します。その際の感想も簡単に書き添えます。ネット以外のことでも気づいたことや思ったことがあれば、書き込みましょう。

すると、自分が思っている以上にネットに時間を費やしていたことが、はっきり見えてきます。

診察時にその記録を医師に見せ、ディスカッションをします。診察は基本的にはカウンセリングで進められ、2人で行動記録を検討し、新たな目標を設定します。

こうして客観視できるようになると、自分でも改善しなければという気持ちがわき、治療へのモチベーションが高まります。

行動記録のつけ方

少しでもネットの使用時間を減らすため、パソコンではなく手書きでつけよう
それぞれの項目に費やした時間の長さが視覚的にわかりやすいと良い

○月○日（○曜日）

1時	↓	
2時	↓	
3時	↑ 就寝	ゲームは6時間。ROをやった。 完徹はしないようにした
4時		
5時		
6時		
7時		
8時		
9時		
10時	↓	
11時	起床	頭がボーッとしている
12時	食事	つくるのが面倒くさいのでカップラーメンにした
13時		
14時	↑ 昼寝	何もする気になれなかったので寝た
15時		
16時	↓	
17時	↑ ネット閲覧	Yahoo!ニュース、YouTube
18時		ニュースのチェックをしようと思ってパソコンを開いたが、
19時	↓	そのままYouTubeも見てしまった
20時	食事	「晩ごはん」とお母さんに声をかけられて、ネットを中断。家族と一緒に夕飯を食べた。キムチ鍋
21時	入浴	シャワーのみ
22時	↑ ゲーム	徹夜にならないように気をつけた
23時		
24時		

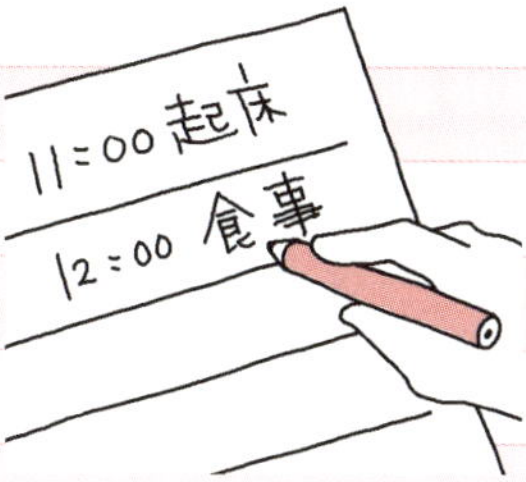

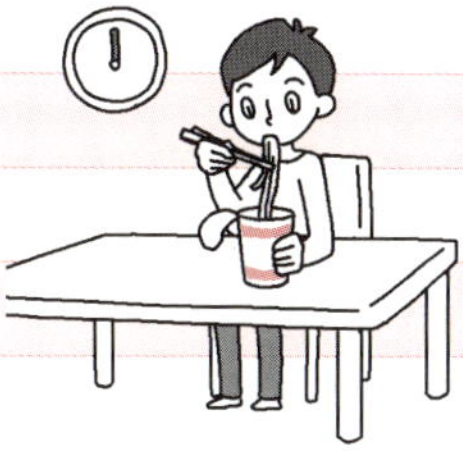

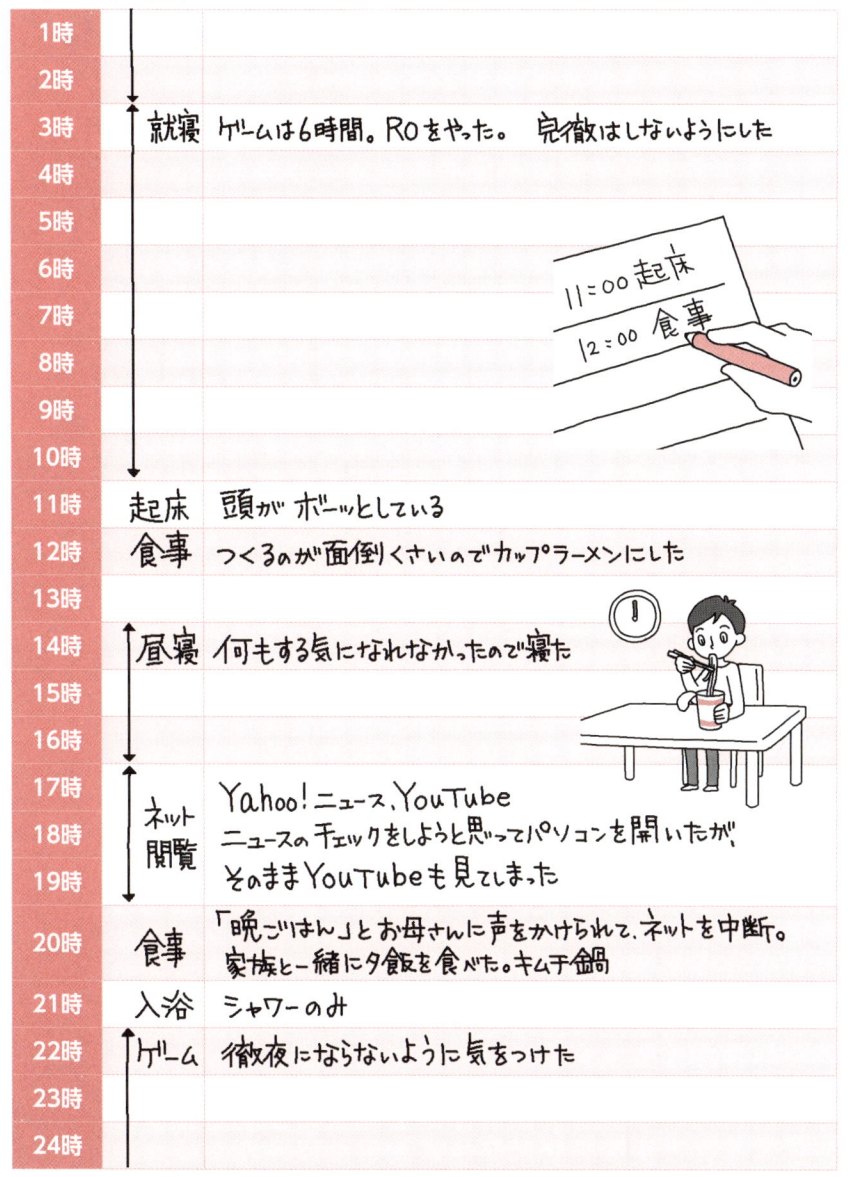

❸ 認知行動療法を行う

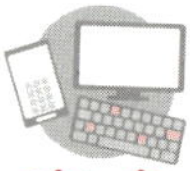

自分の状況を客観的にとらえ直す

認知行動療法とは、物事の見方や考え方の偏《かたよ》りを修正して、客観的に自分の状況をとらえられるようにする、精神療法の1つです。

うつ病や不安障害、不眠症、摂食障害、統合失調症などの精神疾患に効果があり、精神医療の現場で広く使われています。

行動記録をとる方法も、認知行動療法の1つです。記録をつけることによって、ネットの使用時間や体調、日常生活への影響などを、客観的にとらえられるようになります。

認知行動療法は、一般には次のようなステップを踏んで進めていきます。

❶それぞれの患者の背景や性格などを理解し、悩みや問題点だけではなく、強みや長所も洗い出して治療方針を立てます。それを患者と共有しながら、カウンセリングを進めていきます。

この時点で患者が自覚している症状には、次のようなものがあります。

● **ネットをしていないときでも、ネットのことばかりを考えている。**

精神療法
心理療法とも言い、心に働きかけて認知や行動、情動などに変化を起こし、精神疾患や心理的問題を解決していくもの。主な療法に、カウンセリング、認知行動療法、精神分析療法、家族療法、作業療法、箱庭療法、森田療法、遊戯療法などがある。

- ネット以外に楽しいことはない。
- ネットがないと、暇で暇でしかたがない。
- 週末になると、「これでゆっくり休める」ではなくて、「これでこころおきなくネットができる」と思う。
- もうネット上でやることもないのに、ついネットを開いてしまう。
- ブログなどが気になってつい1日に何度も見てしまう。
- 家族にネットのことを言われると、とてもイライラする。
- 明け方までやって、昼ごろ目が覚める。
- ネットをしていると食事の時間がもったいないと感じる。
- 現実の異性に興味がない。

❷このような本人自身が自覚している問題を改善するために、生活のリズムをつけることを目指します。

具体的には、「日常的に行う決まった活動」「優先的に行う必要のある活動」「楽しめる活動ややりがいのある活動」と、優先順位をつけていくように提案します。ネットから離れて、他のことにも目を向けるように誘導するのです。

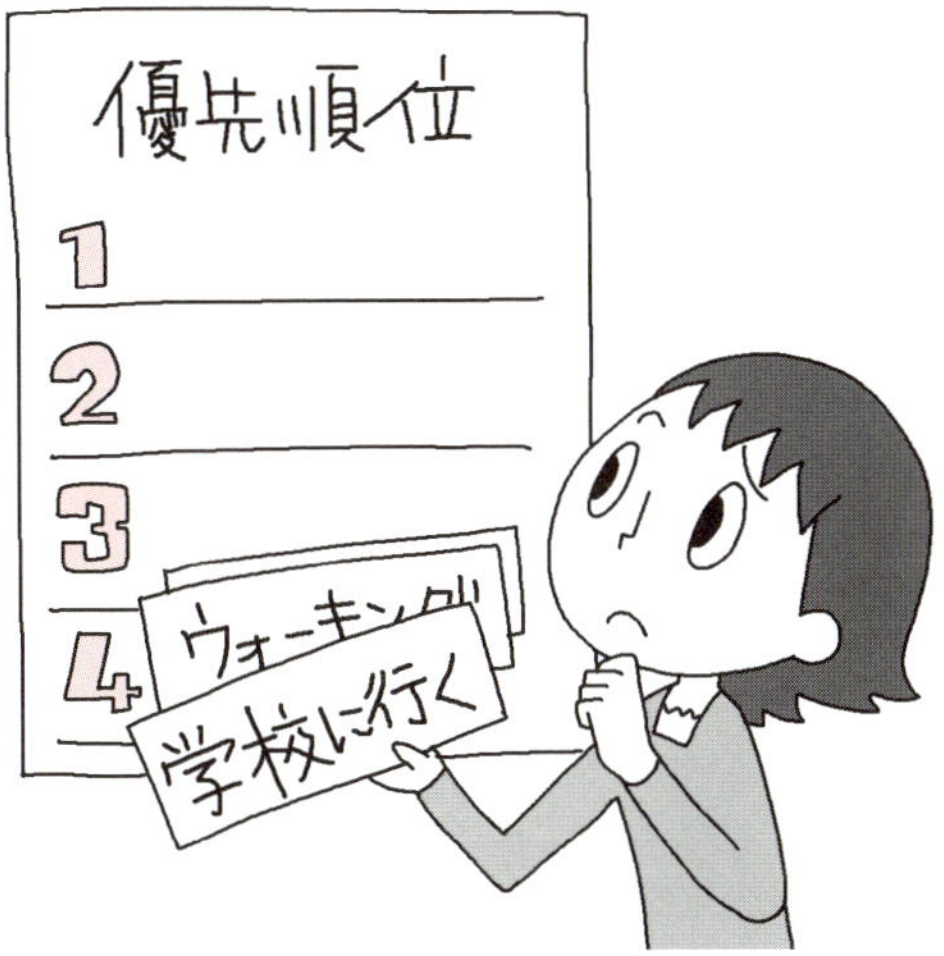

生活のリズムは優先順位をつけて

❸患者がとらわれている自動思考に焦点をあてて、カウンセリングの中で検証し、認知の偏りを修正していきます。

自動思考とは、何か出来事が起こったときに、瞬間的に浮かんでくる考えです。

たとえば、親に「いい加減にゲームをやめなさい」と言われたとき「やめたら友達がいなくなる。ゲームがない生活なんてぼくには考えられない」というふうに、瞬間的に考えてしまいます。

でも、本当にそうなのでしょうか。その考えは妥当と言えるかどうか、患者とともに検討していきます。

このとき、5年後、10年後の自分がどうなっているか、想像してもらいます。また、もっと近い将来、たとえば半年後、1年後の自分をイメージすることによって、取り組むべき課題がはっきり見えてくるケースもあります。

ただし、だれもが一直線に改善するわけではありません。行きつ戻りつしながら、少しずつ認知のゆがみが修正され、行動が変わっていくのがふつうです。

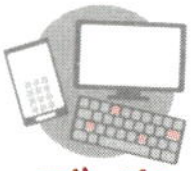

患者同士のディスカッションも有効

数人の患者でグループをつくり、ディスカッションをすることもあります。そのなかで自分にとってネットとは何か、再確認していきます。

ディスカッションでは、ネットの良い点、悪い点について語り合います。良い点は次々にあげられますが、悪い点はなかなか出てきません。これは、ネットそのものが悪いという自覚がないからです。あるいは、あっても認めたくないのです。

それでも徐々に「体力がなくなった」「時間を使いすぎた」「学校に行けなくなった」など、抱えている問題が浮き彫りになってきます。これは、他人の話を聞いているうちに、「そう言えばそうだな」と自分の生活を掘り下げていくからです。

こうしてしだいに、ネットの良い点はバーチャルの世界で起きていることばかりで、悪い点はすべてリアルな世界で起きている、と気づき始めます。

ネットが原因となって、現実の生活に支障が出ていることに、思い当たるのです。

同じネット依存症に悩む者同士だからこそ本音を言えるし、相手の意見にも素直に耳を傾けられるのです。

このように、患者同士のディスカッションは、認知の修正を図る非常に有効な手段となります。

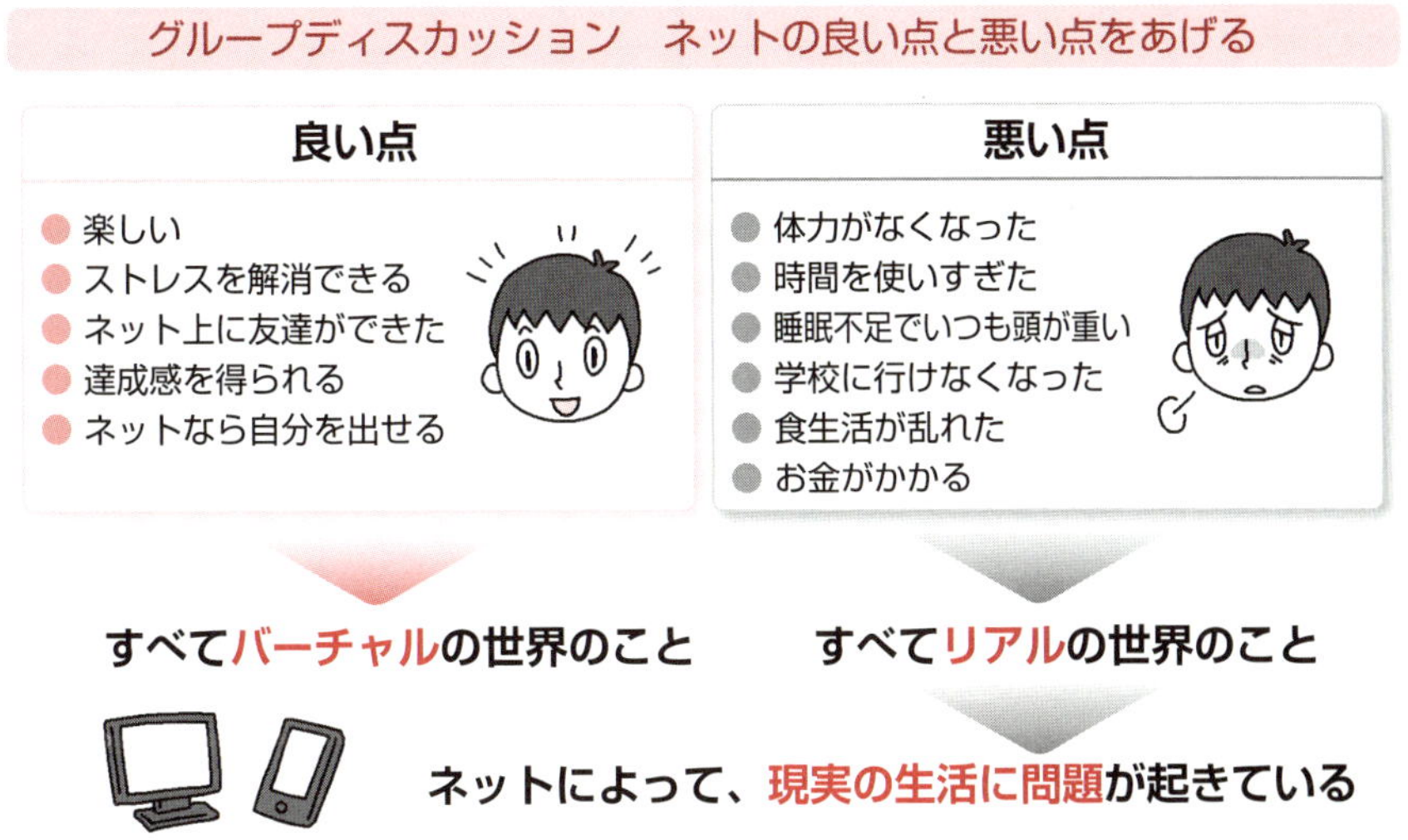
グループディスカッション　ネットの良い点と悪い点をあげる
良い点
楽しい
ストレスを解消できる
ネット上に友達ができた
達成感を得られる
ネットなら自分を出せる
悪い点
体力がなくなった
時間を使いすぎた
睡眠不足でいつも頭が重い
学校に行けなくなった
食生活が乱れた
お金がかかる
すべてバーチャルの世界のこと
すべてリアルの世界のこと
ネットによって、現実の生活に問題が起きている

④ 運動療法や作業療法を行う

自信と生活の感覚を取り戻す

ネットのみに没頭する生活では、一般に活動量が低下します。これにより身体機能が衰えることを改善するためと、ネット以外の生活を充実させるために、心身両面のリハビリを行います。

運動療法や作業療法では手先を使ったり、体を動かすことによって、生活感覚や運動の心地良さを思い出していきます。

作業療法というと、何か特別の作業をするように思うかもしれませんが、手芸、工作、音楽、スポーツ、絵画、トランプ、将棋、会話、食事など、一つひとつの行動が作業であり、リハビリになるのです。

運動をすると体力の低下を実感できる

中高生は学校では体育がありますし、運動部で熱心に活動していた子も少なくありません。ネットにはまっている間にかなり体力は落ちているのですが、自分ではなかなかそれに気づきません。

そこで、運動療法では卓球やバドミントン、バレーボールなどの運動をします。すると、自分の体力が落ちていることにすぐに気づきます。

以前なら軽くできていたような運動をして、5分で息があがってしまうと、さすがに危機感を持たずにはいられません。

はじめはバドミントンなんてと渋っていた子も、やり始めると楽しくなり、真剣に運動不足解消に取り組むようになります。

子どもたちはさまざまな作業や運動を他の子とともにやっていくうちに、自分の問題にしっかり向き合えるようになっていきます。

久里浜医療センター独自の取り組みに、NIPがあります。

運動、グループミーティング、ソーシャルスキルトレーニング（176ページ）のほか、専門家による睡眠や栄養、依存などに関するレクチャーなどを複合的に行います。

治療の効果は確実にあらわれており、今後こういう取り組みを行う施設が増えていくものと思われます。

こうして、ネット以外にも自分には好きなものがあったと思い出してくるのです。

NIP 1日のながれ（例）

時間	プログラム
9：40～10：00	NIP開始前のミーティング
10：00～11：30	スポーツ（バトミントン・卓球・バスケなど） 自然とのふれあいプログラム
11：30～13：00	職員とともに、 昼食・グループミーティング
13：00～14：30	ゲーム・芸術治療など
14：30～14：50	夕方のミーティング・ソーシャルスキルトレーニングなど

＊久里浜医療センター TIAR 資料より

NIP
NIPとはNew Identity Program の略。自分のあるべき姿や新たな可能性を、ネットの世界ではなくリアルの世界で見つけるためのデイケアプログラム。

運動療法や作業療法の主な目的として、次の3つがあげられます。

❶体力づくり

運動をすると、自分の体力が落ちたことを実感する。運動不足を解消しなければ、という意欲が高まる。

❷爽快感

面倒くさいと思っていても、実際に体を動かしてみると、気持ちが良く爽快感が味わえる。かつての感覚を思い出す。

❸コミュニケーション

スポーツや作業を他人と一緒にすることで、リアルの世界でのコミュニケーションが増える。

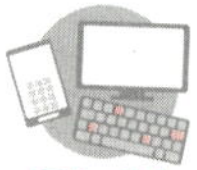

リアルなやりとりが回復を早める

ネットにはまっている間に衰えているのは、体力だけではありません。仮想世界の友達と画面上でやりとりするだけですから、コミュニケーション能力も確実に落ちています。

相手の表情から感情を読み取ったり、状況に合わせて話題を選ぶというようなことができにくくなっているのです。子どもによっては、基本的な挨拶さえままならないこともあります。

ですから、現実の世界で他の人と触れ合うことそのものが、効果的なリハビリとなります。

同じテーブルを囲んでの食事、グループディスカッション、運動のほか、手作業やボードゲームなども有効です。

絵を描いたり、革細工をしたり、焼き物を作ったりなどの創作系の作業では、意外な自分の才能に気づくこともあります。

　また、トランプやチェス、将棋、ボードゲームなど人と対面したゲームでは、ネットゲームでは味わえない、リアルなやりとりを楽しめます。

　たとえ最初は気が乗らなくても、こういう時間を積み重ねていくうちに、以前の感覚がだんだん蘇ってきます。それが自信につながります。

　ただ何かをつくっているだけ、遊んでいるだけと思うかもしれませんが、そういうふつうの生活を取り戻し、現実での経験を重ねていくことが大切です。

　家庭でも、できるだけ家族そろって食卓を囲み、何気ない会話を増やしていくように心がけてください。

それぞれにあった治療プログラムをつくる

エアロバイク

マイペースで体力づくり

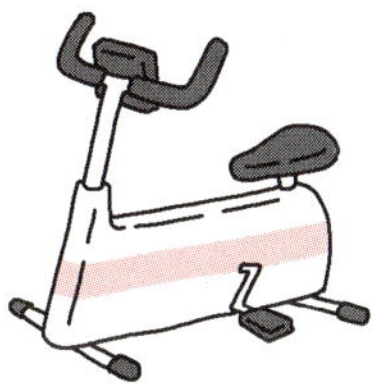

作業療法

絵画、粘土、革細工、陶芸など
トランプやボードゲームなどをしてみんなで楽しむことも

運動療法

卓球やバドミントン、バレーボールなど
試合形式で勝負を競う

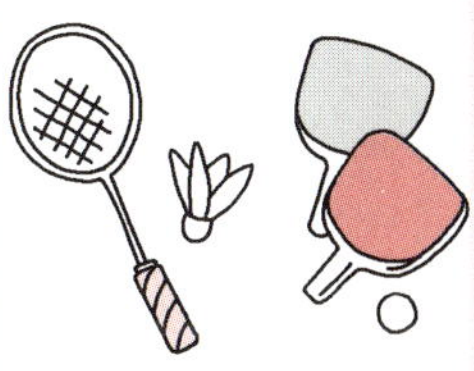

5 コミュニケーションスキルを学ぶ

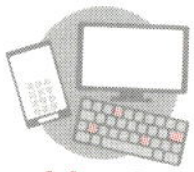

トレーニングで苦手意識を取り除く

現実の世界を力強く生きていくためには、コミュニケーション力が必要です。作業療法や運動療法でスキルの回復を目指しますが、もともと対人関係が苦手だった人は、それだけでは自信が持てないことがあります。

そのために、ソーシャルスキルトレーニング（SST）ではコミュニケーション力を身につけていきます。

基本的な挨拶をはじめ、状況に合わせた話し方や相手の感じ方などを学ぶのです。

具体的には、「挨拶」「自己紹介」「面接」などの練習課題を設定し、与えられた役になりきって、他のメンバーの前で相手役の人とロールプレイをします。

終了後、状況に合わせて話せたか、どのように考えて話したか、表情やしぐさから相手の気持ちを読み取れたか、などを自己評価します。

相手役の人や、やりとりを見ていた他のメンバーからも、意見や感想を出してもらいます。それを生かして再度行います。

こうして練習を重ねていくうちに、自信

ソーシャルスキルトレーニング(SST)
「社会生活技能訓練」「生活技能訓練」などとも呼ばれる。認知行動療法の1つ。どのような言動をすれば相手が自分の望む反応を返してくれるか、どうすれば自分の気持ちや考えをうまく伝えられるかなど、実際の場面を想定して練習する。日常生活のさまざまなシーンを練習することによって、スムーズにコミュニケーションができるようになる。

がついて、自己評価が高くなっていきます。

ネット依存症の患者は総じて自己評価が低く、それが依存症に陥る遠因ともなっています。

「自分はダメな人間だ」「友達とのコミュニケーションが下手だ」というような自己否定感を払拭できれば、現実社会に暮らすうち、うまくいかないことがあっても、またネットの世界に逃げ込まずに乗り越えられます。

ネット依存症の治療の目的は、ネットの使用時間を減らすだけではなく、子どもたちが学校や社会に戻り、生き生きとした生活を取り戻すことにあります。

そのために、ソーシャルスキルトレーニングは大きな役割を果たします。この機会にコミュニケーションスキルをしっかり身につければ、将来にわたって子どもたちを支え続けてくれるに違いありません。

ソーシャルスキルトレーニング（SST）

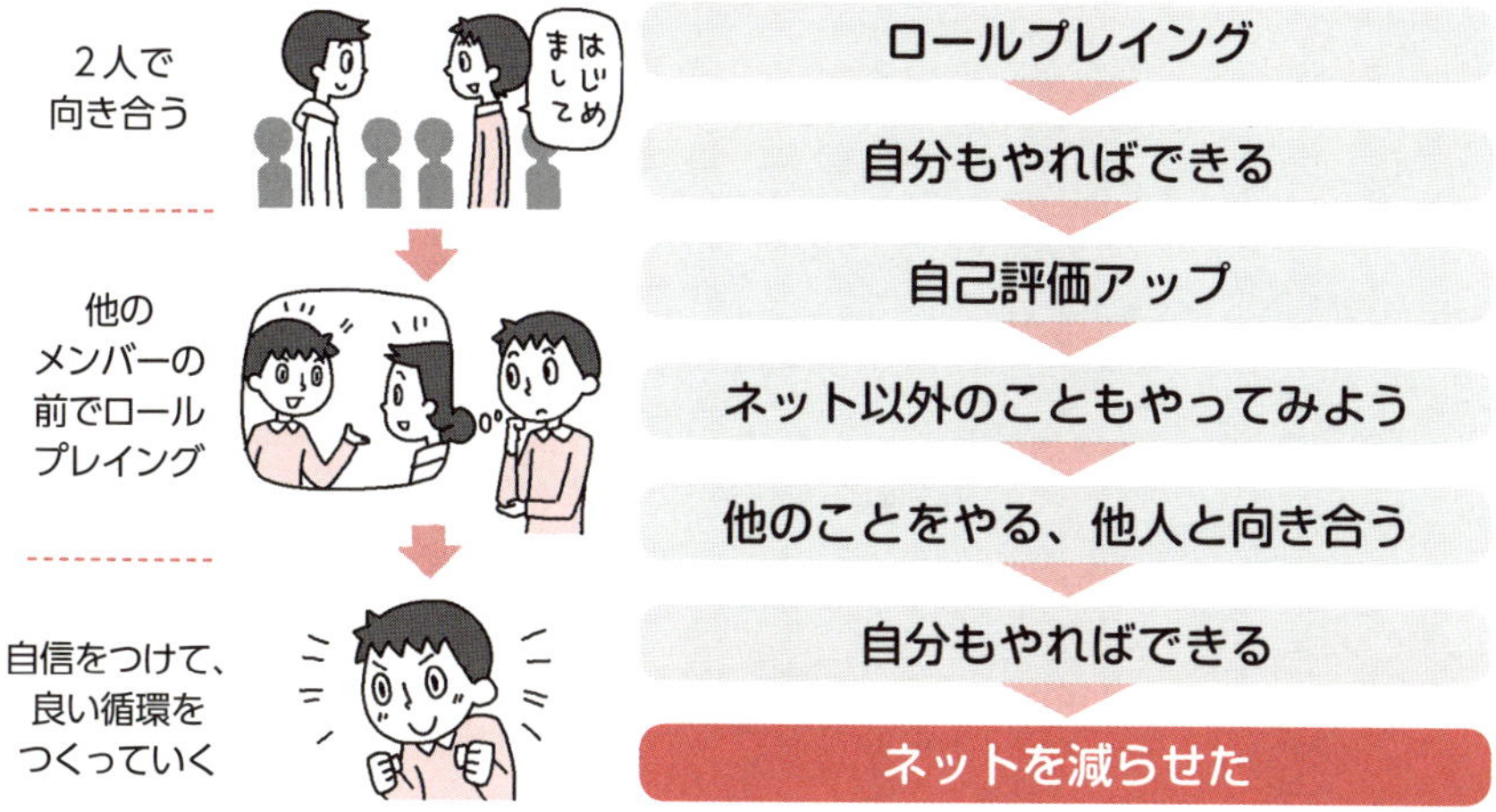
2人で向き合う
はじめまして
他のメンバーの前でロールプレイング
自信をつけて、良い循環をつくっていく
ロールプレイング
自分もやればできる
自己評価アップ
ネット以外のこともやってみよう
他のことをやる、他人と向き合う
自分もやればできる
ネットを減らせた

❻ 集中治療が必要な場合は入院

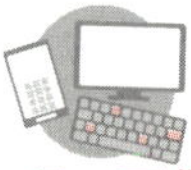

重篤《じゅうとく》な症状が出ているときは入院治療を検討

中高生のネット依存症では、入院を勧めることはまれです。ただし、次のような深刻な事態に陥っており、本人の承諾があった場合は、入院治療を行うことがあります。

- 血液検査で栄養障害が明らかである。
- 昼夜逆転が激しく、通院での改善が望めない。
- 部屋に引きこもり、外に出ようとしない。
- 問題行動が重く、家族がコントロールできない。
- 合併する精神障害の治療が必要である。

つまり、本人の健康状態が心配されるとき、日常生活に大きな支障が出ているとき、また暴言・暴力などで家庭内の問題が深刻なときは、入院の必要があると考えます。

久里浜医療センターでは入院期間は6〜8週間で、パソコン、携帯電話、スマホは持ち込み禁止です。いちばんの目的は健康を取り戻すことですが、ネットのない生活を送るという副次的な効果も期待できます。

入院後、まずは昼夜逆転の生活リズムの改善を目指します。状態が落ち着いてきたら、運動療法や作業療法、認知行動療法、ソーシャルスキルトレーニングを行います。ネットや健康、食事などについての勉強会もあります。なかでも運動は、体力の回復、生活リズムの改善に非常に役立つので、ほぼ毎日行います。

自宅と違って、入院すると早寝早起きになり、1日3食とり、規則正しい生活をせざるを得ません。こうしたふつうの生活をすることが、ネット依存症の患者にとっては、もっとも効果的な治療になります。

入院治療プログラム（例）

	AM	PM
月	8:30～ 9:00　認知行動療法(CBT) 10:00～11:30　精神科デイケア　スポーツ	
火	10:00～11:30　作業療法　皮細工	15:00~16:00 レクチャー
水	8:30～ 9:00　認知行動療法(CBT) 9:30～14:30　NIP　スポーツ	グループミーティング ゲーム 芸術療法
木	10:00～11:30　作業療法　運動	15:00~16:00 レクチャー
金	8:30～ 9:00　認知行動療法(CBT) 10:00～11:30　精神科デイケア　スポーツ	
土	外泊訓練	
日	外泊訓練	

認知行動療法（CBT）のセッションの内容（例）

	内容
1	ネット依存とは？
2	入院中の目標を設定しよう
3	今までのネット使用歴をふりかえってみよう
4	将来の生活を考えてみよう
5	私のネット使用の良い点・悪い点
6	なぜネットにはまったのか理由を考えてみよう
7	抜け出すためにはどうしたらいいか考えてみよう
8	危険な状況への対応方法
9	ネット以外の楽しい活動をみつけよう
10	外泊中の過ごし方の計画を立てよう
11	退院後の目標を立てよう
12	退院後の生活チェックシート

＊久里浜医療センターTIAR資料より

再発を防止するには

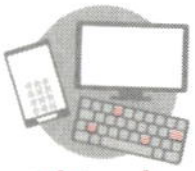

本人の自覚と家族の支えが必要

治療が終わっても、ネットはいつでもすぐそばにあります。日常生活からネットを完全に排除するのは不可能ですから、再発のリスクは常にあると考えたほうが良いでしょう。

だからと言って、子どもが何時間ネットをしているか、目を光らせる必要はありません。ネットの使用時間を減らすことばかりに神経をとがらせがちですが、もっとも大切なことは子どもが健康的な生活を送ってくれることです。

ネットを使用していても、やめるべきときにはきちんとやめ、しっかり気持ちをコントロールできるようになれば、回復したと言えます。

本人も、またはまってしまうのではないかと不安に思っています。一緒になって不安がるのではなく、「あなたを信頼している」というメッセージを発しましょう。家事の手伝いなどを頼むのも良いでしょう。少しでも改善が見えたらほめてください。

子どもが自信を持てるように、家族が支えてあげることが何より大切です。

回復の形は人それぞれ

自己管理できるようになれば回復したと言える

ネットの利用は日常生活に必要な情報検索のみにして、はまっていたサービスは利用しなくなった

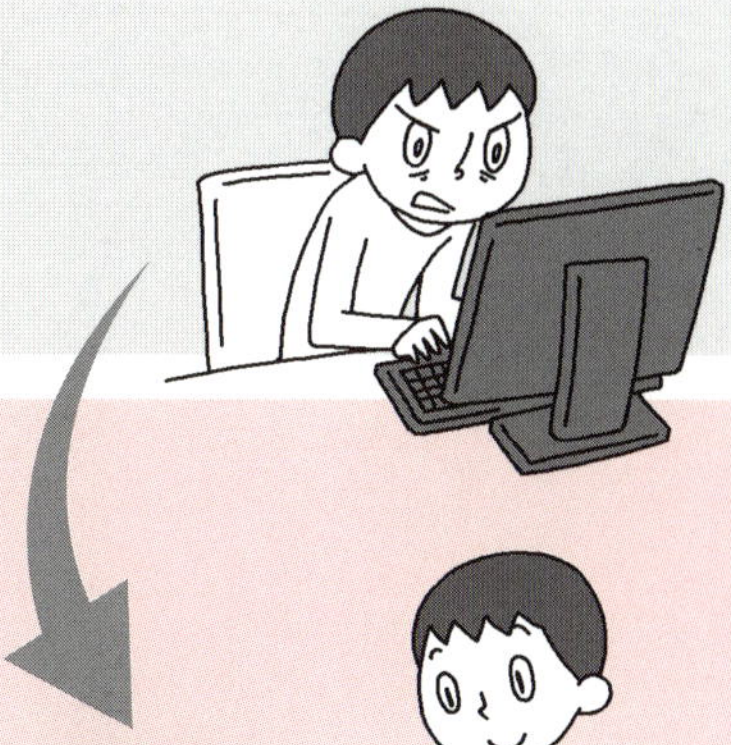

土日は昼夜関係なく使用しているが、平日は全くしなくなった

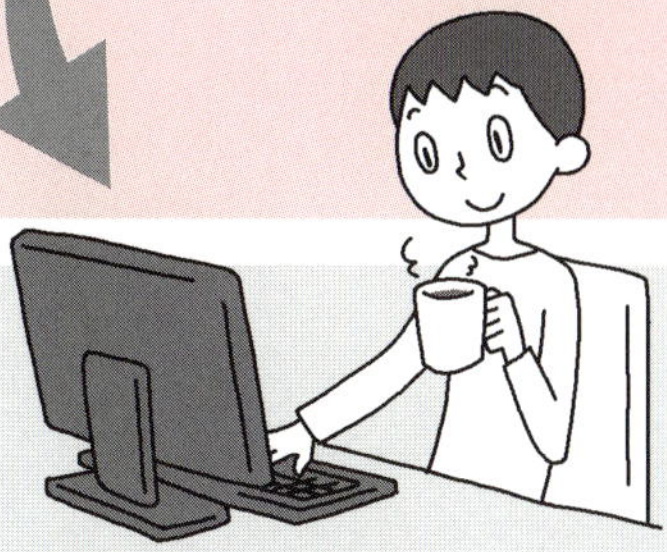

はまっていたサービスは依然として利用しているが、時間が短くなり、日常生活に支障をきたさなくなった

はまっていたサービスは依然として利用しているが、人生の目標や現実での人間関係の方がおもしろく感じて忙しくなり、ネットの使用時間が減った

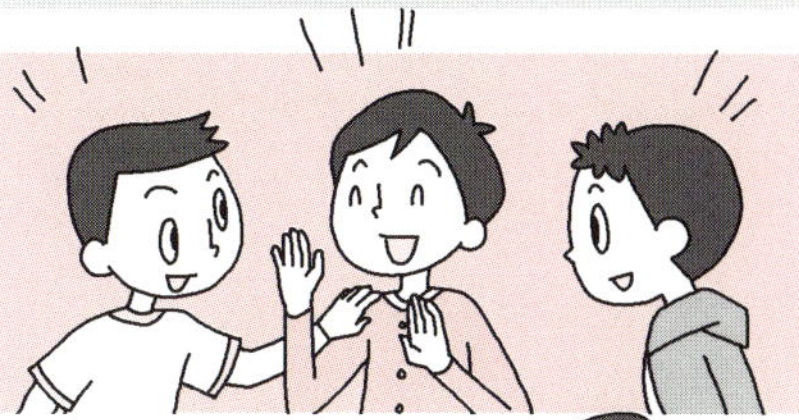

オンラインゲームはいっさいやめ、比較的時間の区切りがつきやすい、オフラインゲームに移行した

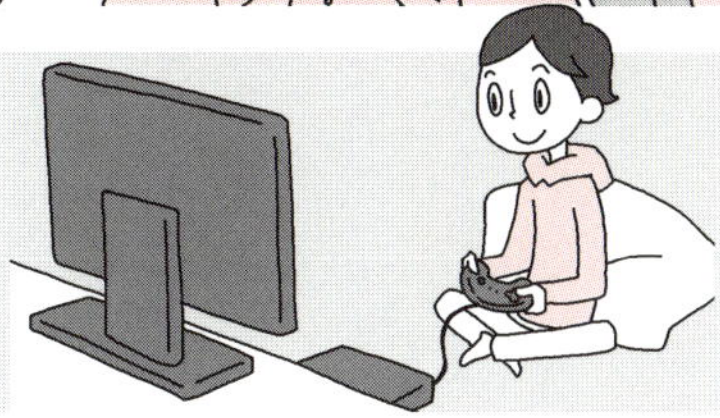

患者の会・支援グループ

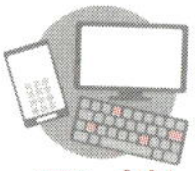

悩みを分かち合い 回復への意欲を高める

依存症では、患者の会や支援グループが大きな役割を果たします。アルコール依存症の断酒会、薬物依存症のダルクなどはよく知られています。

患者の会や自助グループでは、同じ悩みを抱えている者同士で率直に語り合い、励まし合うことによって、治療へのモチベーションを高めます。

どんな人でも受容され、共感してもらえるので、安心してその場にいられます。参加しているうちに自分の感情が整理されて、問題を直視できるようになるでしょう。

また、支援グループも頼もしい存在です。形態はさまざまで、本人や家族の相談に乗り、情報の提供などの心理的な援助を行うところが多いようです。

しかし、ネット依存症の場合は、ネットそのものの歴史が浅く、依存症があるということもあまり知られていません。現時点では、患者の会や支援グループは限られています。ネットや雑誌、病院、保健所などで情報を集め、近隣にないか探してみると良いでしょう。

自助グループ

「セルフヘルプ・グループ」とも呼ばれる。何らかの問題や悩みを抱えている人たちが集い、自分たちの力で運営しているグループ。問題を共有し、体験や感情を分かち合うことを目的としている。自発的な参加、対等の関係を基本とする。実名を伏せて匿名で参加することが多い。

久里浜医療センター「ネット依存家族会」

現在のところネット依存症が知られるようになってまだ日が浅く、家族会や支援グループも限られています。久里浜医療センターで行われている家族会の活動を紹介します。

どんな会？

- 平成23年12月に立ち上げられた、ネット依存症に苦しんでいる患者の家族の会。久里浜医療センターに通院中の家族であることが参加の条件

活動内容

- 毎月2回（第2、4金曜日、13時～15時）、スタッフによるネット依存症についての講義（30分）と、家族の体験談やスタッフを交えた意見交換（90分）を行っている
- 同じ悩みや問題を抱える家族同士で気持ちを分かち合い、家族の対応の仕方や子どもの心について考え、解決への道を探っていく

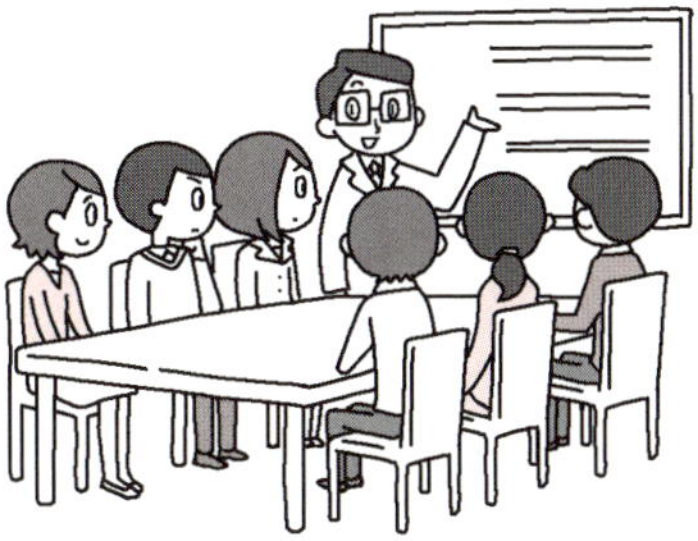

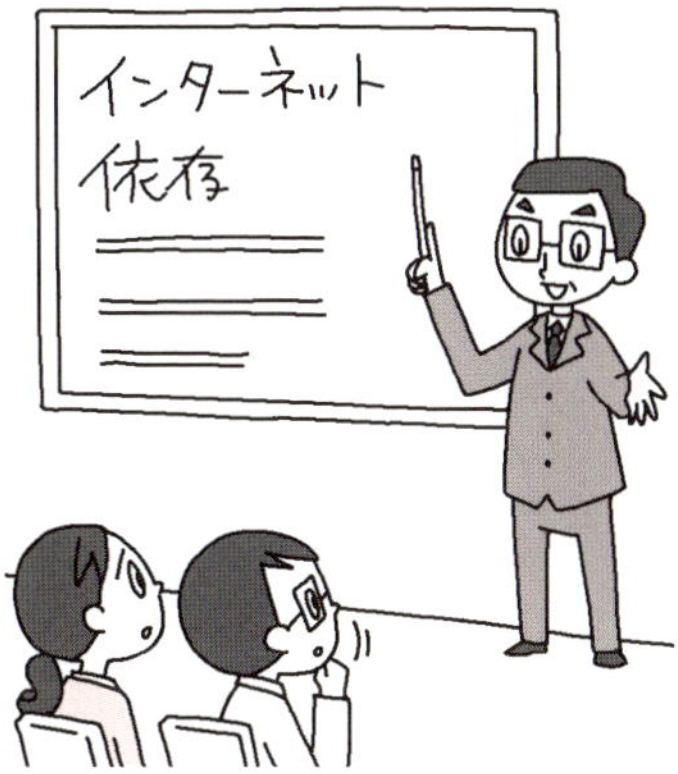

久里浜医療センター「ネット依存家族会」
専門家によるレクチャーもある

★ 主なテーマ
- インターネットの世界
- 依存とは何か
- ネット依存について
- 携帯電話とネット依存
- 家族の正しい対応
- 否認とその対応方法

子どもだけではなく、家族も一緒に取り組む

使用時間の削減は焦らず段階的に

ネット依存症から回復するまでには長い時間がかかります。そして家族も一緒に取り組むことが必要です。ネットの使用時間は段階的に減らし、他の楽しみに置き換えていけるようサポートしましょう。10時間ぐらいゲームをしていたのなら、まずは5～6時間に減らすことを目標にします。

ただし、やりたいのをただやめても長続きしません。もっとも良いのは、何か他の活動を始めて、結果としてネット時間が自然に減っていくことです。

とはいえ、ネットの代わりになるものを探すのはなかなか難しいことです。子どもたちにとっては、ネットの世界が自己実現できる唯一の場、あるいは他人と心地良い関係を築ける大切な場になっているからです。だからこそ、依存してしまったのです。

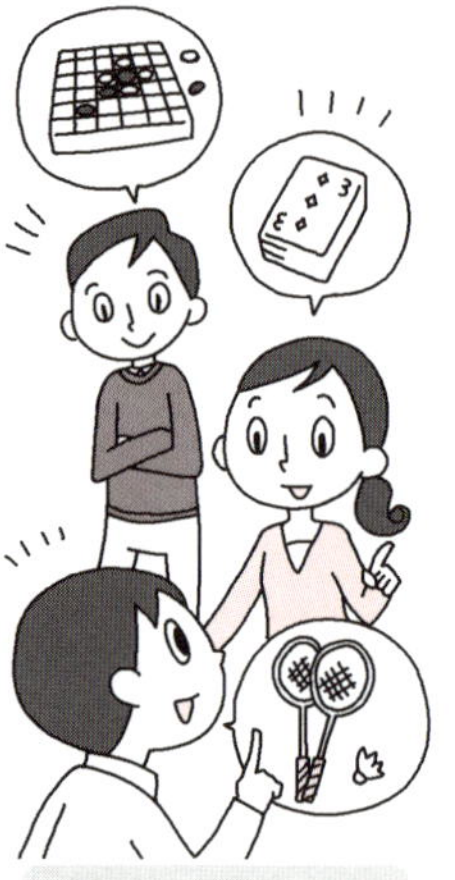

家族も一丸となって取り組もう

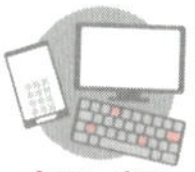

得意なことや好きなことを勧める

比較的受け入れやすいと言える代替活動には、短時間のバイトや学校の部活動などがあります。また、本人が好きなことや得意としていることなら、やる気になる可能性が高いでしょう。

もし、音楽や楽器、絵画、スポーツなどの趣味があるのなら、積極的に行うように勧めましょう。動物が好きならペットの世話を頼むのも良いでしょう。日に一度、近所を散歩するだけでも違います。

自然の中に連れ出すのも効果的です。ネット以外にも、おもしろいことや楽しいことがあると、教えてあげましょう。

こうして他のことにも関心を持たせ、ネットの使用時間を2～3時間程度に減らしていきます。週に1日、ゼロネットデーを設けて、この日は家族そろってネットを使わないなどの取り組みも良いでしょう。

旅行や球技など、他人とのコミュニケーションが増えるアクティビティも、意識的に取り入れるようにしましょう。

このように、生活のリズムを整えながら、学生の本分である勉強の時間を増やして、自信を回復させます。

ネットの使用時間が減ったら、しっかりほめてあげてください。運動や散歩などで健康的になったら「顔つきが変わったね」「日に焼けてたくましくなったね」などと、変化を認めて声をかけてあげましょう。

そういう親の一言が、本人のモチベーションを高めます。自己肯定感を持てるように、できるだけ本人の気持ちに寄り添った言葉がけをすることが大切です。

行動記録シート（例）

このシートを参考にし、どんな１日を過ごしていたか記録して、振り返ってみましょう。

自分の生活のペースを把握するために、何日か続けて記録しましょう。

年　　月　　日（　　曜日）	
1:00	
2:00	
3:00	
4:00	
5:00	
6:00	
7:00	
8:00	
9:00	
10:00	
11:00	
12:00	
13:00	
14:00	
15:00	
16:00	
17:00	
18:00	
19:00	
20:00	
21:00	
22:00	
23:00	
24:00	
感　想	

年　　月　　日（　　曜日）	
1:00	
2:00	
3:00	
4:00	
5:00	
6:00	
7:00	
8:00	
9:00	
10:00	
11:00	
12:00	
13:00	
14:00	
15:00	
16:00	
17:00	
18:00	
19:00	
20:00	
21:00	
22:00	
23:00	
24:00	
感　想	

※このページをコピーして使用しても良いでしょう。

ネット日記

右の行動記録シートをしばらく使用して、慣れてきたら記録方法を下記のような簡単なものにしても良いでしょう。

私の1日のネット使用時間の目標　　　　時間

月　日	起床時間 就寝時間	使用したサービスの種類	1日の使用時間	達成度	感　想
月　日(　)	: :				
月　日(　)	: :				
月　日(　)	: :				
月　日(　)	: :				
月　日(　)	: :				
月　日(　)	: :				

●監修者
樋口 進（ひぐち すすむ）
国立病院機構 久里浜医療センター院長
昭和54年東北大学医学部卒。米国立保健研究所留学、国立久里浜病院臨床研究部長、同病院副院長などを経て現在に至る。WHO研究・研修協力センター長、WHO専門家諮問委員、厚生労働省厚生科学審議会委員、同省依存検討会座長、国際アルコール医学生物学会次期理事長、日本アルコール関連問題学会理事長、国際嗜癖医学会理事・2014年大会長、アジア・太平洋アルコール・嗜癖学会理事・事務局長等を務める。アルコール教育によく使われるエタノールパッチテストの考案者でもある。

ネット依存症から子どもを救う本

平成26年4月26日　第1刷発行

監修者　樋口　進
発行者　東島俊一
発行所　株式会社 法研
〒104-8104　東京都中央区銀座1-10-1
販売 03(3562)7671／編集 03(3562)7674
http://www.sociohealth.co.jp
印刷・製本　研友社印刷株式会社　0123

SOCIO HEALTH
小社は㈱法研を核に「SOCIO HEALTH GROUP」を構成し、相互のネットワークにより、〝社会保障及び健康に関する情報の社会的価値創造〟を事業領域としています。その一環としての小社の出版事業にご注目ください。

ISBN 978-4-86513-003-4 C0077　定価はカバーに表示してあります。